最強の専門家13人が解き明かす真実

食の安全の落とし穴

The truth about food safety

著
小島正美
山崎 毅

女子栄養大学出版部

はじめに

身の回りにはさまざまなリスクがありますが、中でも食のリスクへの関心はひときわ高いと言えます。どんな食品のリスクに関心が高いかと言えば、「パンから農薬が検出された」「お菓子に危ない添加物が使われている」などの例が圧倒的に多いようです。週刊誌やＳＮＳ（ソーシャルネットワーキングサービス）をはじめとする報道を見ても、残留農薬や食品添加物、遺伝子組換え食品、食の放射能汚染などに関するニュースが目立ちます。

それらのニュースが科学的な視点で報じられていればよいのですが、実際には、どこまで信じてよいのか疑わしいニュースが後を絶ちません。科学者が見たら、根拠の乏しい不正確なニュースでも、一般の消費者はそれが真実だと信じてしまう例も多くあるでしょう。

その背景には、そもそもニュースを発信する記者たちや偽の専門家の「科学に基づかないニュース作り」という面もあるでしょうし、消費者が「食品のリスクとは何か」を正しく理解していない面もあるのではないでしょうか。では、どうしたらおかしなニュースに惑わされずに済むのでしょうか。その対処法、そしてリスクに対する科学的な目を養うのが本書のねらいです。

ひと口に食のリスクといっても、さまざまなものがありますが、意外に見落とされているのが病原菌やウイルス、寄生虫、カビ毒などによる食中毒です。食品のリスクに関する国の統計数字を見ても、その事実は明らかです。その一方、食品添加物や残留農薬、遺伝子組換え食品による健康被害は、意図的な犯罪や誤用を除き近年起きていませんが、メディアやＳＮＳの世界では不安を煽るニュースが乱れ飛んでいます。これは、真に大きなリスクがあまり重視されず、小さなリスクが過剰に煽られている結果と見てよいでしょう。

こういう玉石混交の情報を見極めるのは容易ではありませんが、本書を読めば、もやもやしていたさまざまな疑問が解消し、「食のリスクの真実」にたどり着くはずです。本書は、食品添加物、残留農薬、遺伝子組換え食品、放射線（特にトリチウム）、ノロウイルスやカンピロバクター、サルモネラなどによる食中毒、生鮮魚介類によく見られるアニサキス、食物アレルギー、欧米で注目されたトランス脂肪酸、小林製薬の紅麹サプリで社会問題にもなった健康食品など、食品に関わるリスクのかなりの部分をカバーしています。さらに、欧米では多いものの、日本ではほとんど知られていないリステリア菌に関する解説の他、リスクを知る基本とも言える「リスク評価」の仕方に関するわかりやすい解説も盛り込みました。

本書に登場する13人の専門家は、いずれもその道の第一人者です。第一人者はおかしなニュースに動揺することはありません。科学的な「リスク観」をしっかりと持っているからです。本書を読めば、そうした専門家の「リスク観」を体得できるはずです。食のリスクや栄養を学ぶ大学生のテキストにもなる内容です。ぜひ本書を通じて「リスクとは何か」をしっかりと学んでほしいと思います。

小島　正美、山﨑　毅

目次

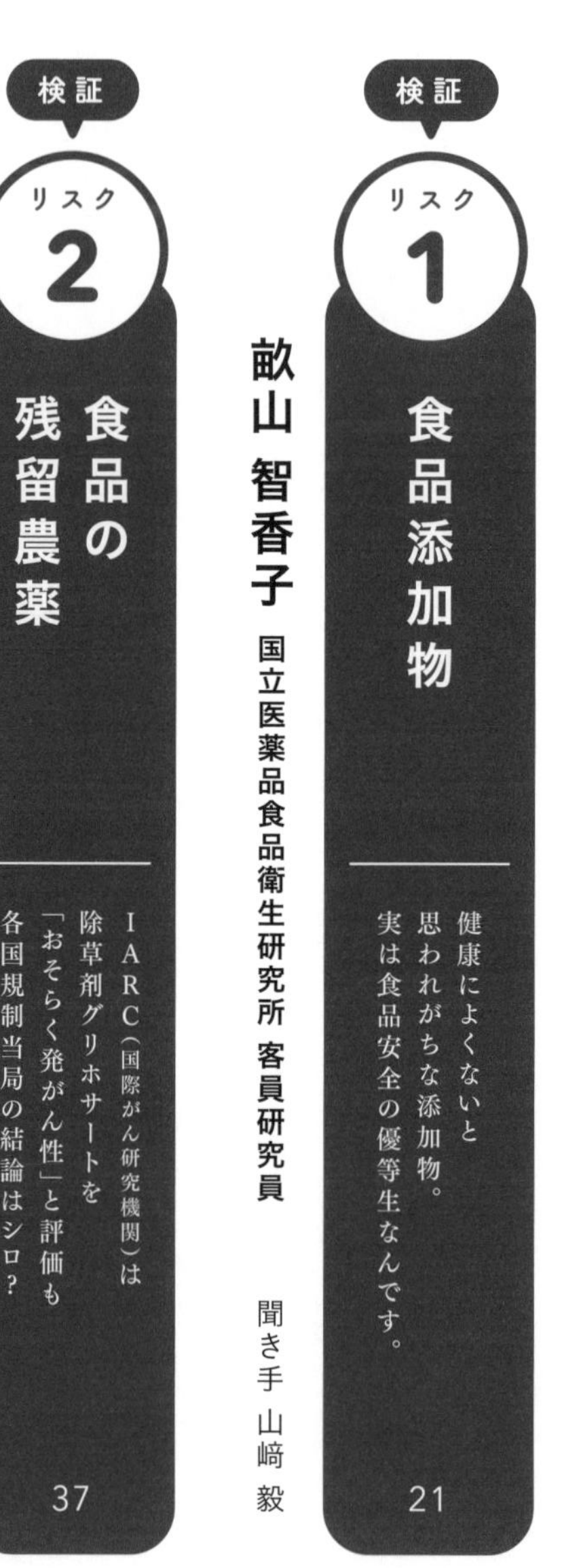
検証
リスク
1
食品添加物
健康によくないと
思われがちな添加物。
実は食品安全の優等生なんです。
21
検証
リスク
2
食品の
残留農薬
ＩＡＲＣ（国際がん研究機関）は
除草剤グリホサートを
「おそらく発がん性」と評価も
各国規制当局の結論はシロ？
37

序　章

食のリスクとは、安全・安心とは

「リスク」とは

ある高級割烹料理店でノロウイルスの集団食中毒が発生し、営業停止になった。事件後、料理長が「これまで食材の調達管理も従業員の衛生管理もしっかりできており、開店から20年間、食中毒など一度も出したことがなかったのに……」と落胆のコメントを残した。これは現実にありそうな架空の話だが、これまで事故がなかった（すなわち、「危険」はなかった）からと言って、食中毒の「リスク」が小さかったとは限らない。本当は大きな「リスク」があったけれども、事故以前は運がよかっただけかもしれないのだ。「リスク」とは「将来の危うさ加減」「やばさ加減」であり、不確実性をともなうものなので、いま危険という意味ではない。

2022年に起こった知床遊覧船「カズワン」の遭難事故では、それまで座礁などの小さな「ヒヤリハット」は起こっていたが、人身事故がなかったことから「リスク」を甘く見積もって、悪天候でも出航してしまったがために、26人の尊い生命が失われる大惨事となった。「事故が起こっていない」には2種類あり、ひとつはリスク評価・リスク管理・リスクコミュニケーション（リスクアナリシス）が綿密に実施されていて、事故発生の「リスク」が無視できる安全な状態だ。もうひとつは、リスク評価・リスク管理が十分できていないにもかかわらず、「リスク」が不確実性をともなうため、単にこれまでは運よく事故に遭うことがなかったということだ。2024年3月に小林製薬の紅麹サプリで起こった健康被害も、まさにリスク評価・リスク管理が甘かったせいで、大きなリスクを見逃していた可能性が高いだろう。

すなわち、「これまで事故がないから安全だ」というのは短絡的な解釈であり、リスク評価・リスク管理が十分されたうえで事故が起こっていない前者のケースかを確認して、初めて「安全」との判断が可能であることを、正しく理解しておく必要がある。

「安全」とは、「安心」とは

「安全」とは、「リスク」が社会や市民にとって許容可能（tolerable）な水準に抑えられた客観的状態をいう。「許容可能な水準」というのは、「そのくらいのリスクなら我慢して受け入れるよ」というイメージだ。したがって、あるハザード（危害要因：理論的に危害をもたらす可能性があるもの）について、リスク評価・リスク管理が綿密にされ、残留リスクが十分小さいならば、そのハザードは「安全」であり、事故は起こらない。しかし、一般消費者がよく勘違いするのは「リスク」がないこと、すなわち「ゼロリスク」が「安全」と思ってしまうことだ。食品に「リスク」がないことなどありえないわけで、まずは「ゼロリスク信仰」から解き放たれることが、リスクリテラシー向上の第一歩だろう。

では「安心」はというと、市民や消費者個人の主観や価値観に依存しており、「リスク」が無視できるイメージのときには「安心」、「リスク」が不快感をもって顕在化したイメージのときには「不安」となる。すなわち、「安心」の度合いは、人により、状況により、国により、文化により、宗教により異なるということだ。また「安心」は「信頼する」とか「信じる」という人間の心と強く関係することが知られており、リスク情報の発信者が信頼されていなければ、市民の

「安心」につながるリスクコミュニケーションは困難である。

厚生労働省のウェブサイトによると、「リスクコミュニケーション」（以下、「リスコミ」）とは、以下のように定義されている。〝リスク分析の全過程において、リスク評価者、リスク管理者、消費者、事業者、研究者、その他の関係者の間で、情報および意見を相互に交換することです。リスク評価の結果およびリスク管理の決定事項の説明を含みます〟

リスクコミュニケーションがうまくいかない理由

通常は、綿密なリスク評価およびリスク管理の情報があれば、「安全」かどうかの判断ができるはずだが、「リスク」の許容範囲が人により異なる場合もあるので要注意だ。たとえば、本書でも取り上げる食物アレルギーは典型例で、卵が入っている加工食品は、卵アレルギーの患者さんにとっては「安全」とは限らない。いやいや、卵アレルギーだったら「安全」でないに決まっているじゃないか、と思われるかもしれないが、実際は加熱調理済みなら食べられるとか、黄身だけならOKという患者さんもおられるので、許容範囲は人により一様ではないのだ。その意味では「許容範囲内のリスク」＝「安全」の基準も複雑になってくるため、より丁寧なリスコミが必要ということだ。

ただ、綿密に評価され管理されたリスク情報を詳しく伝えたとしても、リスコミがうまくいかないことが多い。その原因は消費者に社会心理学的なリスク認知バイアス[※1]（＝リスク誤認、思い込み）があるせいだ。あるハザードについて「リスクは無視できるくらい小さく安全」と伝えて

※1　「ゆがみ」のこと。社会心理学では「誤り」ではなく、あくまで「ゆがみ」であるとの解釈が正確とのこと。

も、リスクを過大視して食べるのを避けたり、逆に「リスクが意外に大きく安全とは言えない」と伝えても、リスクが小さいと勘違いして食中毒にあたることが往々にしてあるのだ。

リスク認知バイアス①　～二者択一の原理～
「安全」か「危険」かの二者択一で認知されがち

消費者はある食品を購入する際の判断をせまられると、当然「食べる」「食べない」の二者択一の状況になる。その際、安全性もひとつの判断基準とすると、消費者はとっさにその食品が「安全（安全そうだ）」と「危険（危険かもしれない）」の二者択一になりがちだという。[1)] 典型的な事例は、図表1のように「無添加」の加工食品と「添加物」を使った加工食品が並んだ場合、直感的に「無添加」が安全そうに見えるケースだ。しかし実際はそうとは限らない。というのも、2012年に北海道で発生した大きな食中毒事故では、浅漬けの製造時

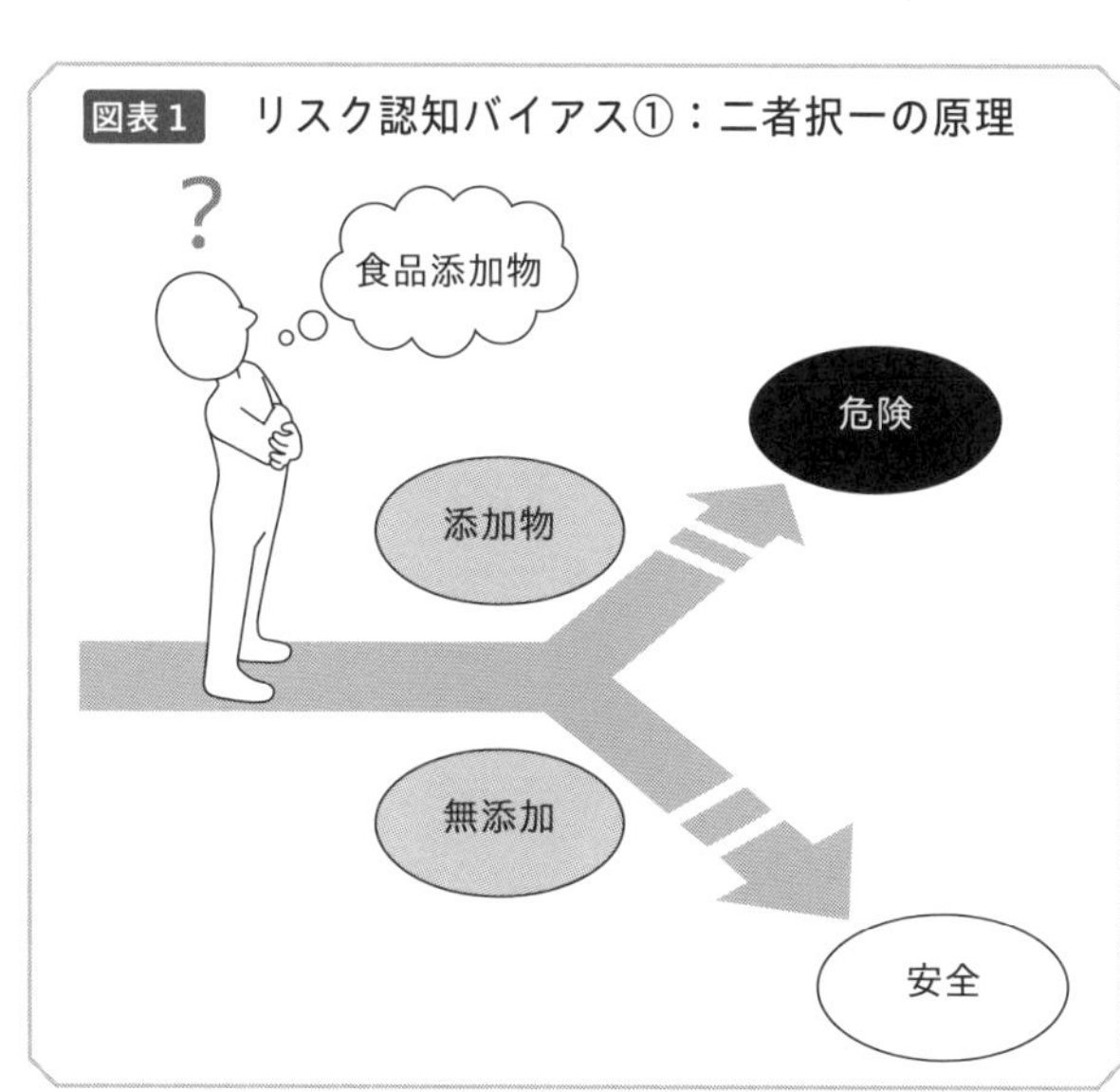

消費者が態度を決めるときはこのような二者択一になりがちだが、リスクの大小を相対的に伝えるべきである。

に添加物のひとつである殺菌料を適切に使用しなかったことで、8名のかたがO157の食中毒で亡くなった。[2)] 2023年にも無添加を謳ったマフィンを展示会で配って集団食中毒が発生した。実際、厚生労働省の食中毒統計を見ても、毎月全国のどこかで食中毒事故が頻発しており、そのほとんどが「無添加」の事例である。

昨今は、食品事業者が「安心・安全の〇〇」などと強調して売るケースが多くなっている。しかし消費者のリスク認知バイアスを利用し、「無添加」が健康によいから「安心」などとして商品を売る手法は社会問題化していることをご存知だろうか。食品表示における「無添加」「保存料不使用」「人工甘味料不使用」「無農薬」「遺伝子組換えでない」など、「ガラスの安心」にだまされないよう注意が必要だ。その意味では図表2のような「リスクのトレードオフ」という原理を覚えていただき、本書を通じてリスクの大小を相対的にイメージできるようにしたいものだ。

図表2 「リスクのトレードオフ」の事例

事例1

食品添加物の健康リスクを恐れて
添加物を適正に使用しなかったため野菜のO157汚染で死亡。

事例2

残留農薬の健康リスクを恐れて
有機野菜のカビ毒で食中毒。

事例3

グルテンのリスクを恐れて
グルテンフリーの健康食品の副作用被害に。

事例4

HPVワクチンの副作用を恐れて接種せず
子宮頸がんを発症して死亡。

これらの事例は、比較的小さなリスクを回避することで、さらに大きな実害に遭ってしまうケースである。このようなことを「リスクのトレードオフ」という。

リスク認知バイアス②　～未知性因子～
「わからない」という情報で不安が助長

１９８８年に社会心理学者のポール・スロビックが唱えた不安助長因子の３つは、①恐ろしさ因子、②災害規模因子、③未知性因子である。その中でも特に注目したのが「未知性因子」であり、必要なリスク情報がわからないことが、より不安を煽るということだ。典型例として、２０１１年の福島原発事故以来、食の放射能汚染に関して、放射線防護学における「しきい値無し直線仮説：ＬＮＴ（Linear Non-Threshold）仮説[※2]」という考え方に基づき、どんなに低線量の被ばくでも発がんリスクが否定できない、などと主張する専門家が現れたケースがある。そうすると、福島産の食品から極微量の放射性物質が検出されるたびに、専門家が「発がんリスクはわからない」とコメン

図表3　リスク認知バイアス②：未知性因子への対処法

《消費者》福島県産の農産物や食品の放射能レベルは気にすべき健康リスクなのでしょうか？

⬇

《専門家》まったく心配する必要のない放射線レベルで、私たちが毎日摂取している食品からの被ばく量と変わらず許容範囲のリスク（＝安全）です。普段食べている以下の食品には、必ずカリウムが含まれており、放射性カリウム40も一定量含まれます。

食品中のカリウム40のおおよその量（ベクレル/kg）

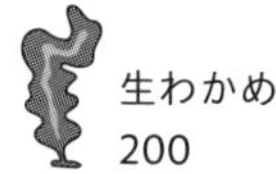
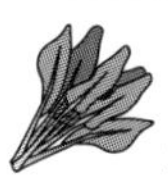
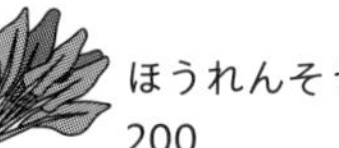
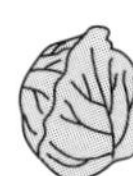
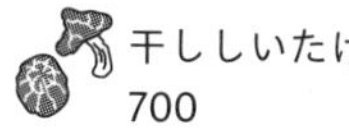
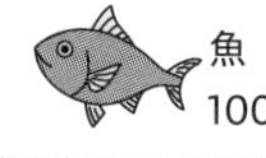
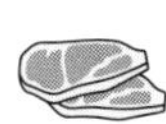

食品	量
生わかめ	200
ほうれんそう	200
キャベツ	70
干ししいたけ	700
魚	100
肉	90 ～ 100

食品中の放射性物質（消費者庁）ウェブサイトより抜粋

※２　放射線の被ばく線量と影響の間には、しきい値がなく直線的な関係が成り立つ、という考え方。放射線の人体への影響は100mSv以下では影響が小さすぎて見えないので、放射線防護のためにこの仮説を用いる。

トすると、「未知性因子」により不安が助長されるわけだ。

それでも我々は、図表3のように普段食べている食品中の放射性カリウムにより自然に内部被ばくしているので、それよりも小さな放射性セシウムのリスクは許容範囲内で安全ですよ、というリスコミを続けている。すなわち、「わからない」ではなく、わかっている科学的事実を伝えて、消費者自らの相対的リスク判断を助けることが「安心」につながると心得たい。

まず共感する「スマート・リスクコミュニケーション」

我々は、前述の「リスク認知バイアス」を補正するリスコミ手法として、「リスク認知バイアス」の要因となっている信念や仮説にいたった原因に共感した設問を投げかけたうえで、それぞれに対して学術的理解を与え、科学的根拠をわかりやすく情報提供する「スマート・リスクコミュニケーション」という手法を2018年に開発した。[3)] たとえば、偏ったリスク認識のため食品添加物をどうしても回避したいという顧客に対して、そのかたがなぜそのような認識にいたったかを十分傾聴し共感することで、まずは顧客と同じ立ち位置に自分を置き、顧客の信頼を得るという手法だ。そのうえで、初めてそのかたが誤ったリスク認識にいたった原因をピンポイントでわかりやすく説明すると、それは顧客自身による気づきにつながるのであろう。ポイントは最初から学術的説明で強引に説得するのではなく、まず共感することで同じ土俵に立ち、理解を求めることだ。

リスク情報の発信者に必要な素養は専門性と誠実性

前述のように社会心理学的な「リスク認知バイアス」を意識したリスコミ手法が機能したとしても、リスク情報の発信者に対する信頼がないと、消費者は冷静なリスク判断ができない。継続的な「食の安全」を確保することが第一義であることは当然だが、「食の安心」＝「食の安全」×「信頼」であり、消費者の「安心」は食品が「安全」（リスクが受け入れ可能なレベルであること）だけでは達成されない。リスク情報の発信者が信頼される要因として、①専門性、②誠実性（中立的で隠さない姿勢）があり、これを真摯に継続することでリスコミは機能するものと考える。

2024年3月に発覚した小林製薬の紅麹サプリによる健康被害問題は、消費者にとっても、行政や食品事業者にとっても、食のリスク情報を見直す大きなきっかけになったはずだ。「健康食品なので健康によいはず」「製薬会社のサプリなら安心」「紅麹は伝統食材なので医薬品より安心・安全」「喫食実績も5年で安全」など、これらは全て紅麹サプリに対してユーザーがいだいていた「ガラスの安心」だ。これら「食の安心」情報は「食の安全」を保証していなかったことになる。

当該健康食品の特質が極めて医薬品に近かったことを考えると、製品開発段階から、かなり難易度の高い専門性が必要とされたはずだが、小林製薬が健康被害を公表した時点で、危害要因の特定ができていない状況を見ると、製品開発段階でのリスク評価（製造工程など）が甘かったのだろう。リスク評価ができていないと指標成分が未確定なので、製造現場でのリスク管理もできず、顧客に正しいリスク情報を伝えることができない。だからこそ、適正なリスコミには「専門性」が必要なのだ。「天然だから安全ですよ」は不適切というしかないだろう。

また、**適正なリスコミのためには「信頼」が必須で、誠実性（中立的で隠さない姿勢）が重要となる。**その点で小林製薬による健康被害の行政報告はあまりにも遅すぎた印象だ。公表が遅れると「隠蔽」との印象は免れないため、有害事象報告は早めにゲロっと出したほうがよい。行政や市民と議論する中で、健康被害ではなく患者さんに固有の有害事象と結論付けられるケースも多いはずなので、**企業が医師からの有害事象情報を報告しやすい環境づくりを行政には求めたい。それが全てのステークホルダーにとって理想的なリスコミにつながるからだ。**

次のリスク1からは、13人の専門家にそれぞれの専門分野における食品中の危害要因のリスクについて、認知バイアスを踏まえて取材し、解説いただいた。リスクの大小の正しい理解につながるリスコミを目指して執筆したので、ぜひ読み進めていただきたい。

出典

1）『リスクのモノサシ』（中谷内一也／NHKブックス）

2）「白菜浅漬による腸管出血性大腸菌O157食中毒事例について-札幌市」IASR; Vol.34, No.5 p.126（2013）

3）山﨑毅・大瀧直子・冨岡伸一・広田鉄磨・山口治子『リスク認知バイアスをターゲットとした食のリスクコミュニケーション手法の開発ならびに効果検証』日本リスク研究学会第31回年次大会 講演論文集　Vol.31, Nov.9-11 p.254（2018）

検証

リスク 1

食品添加物

健康によくないと
思われがちな添加物。
実は食品安全の優等生なんです。

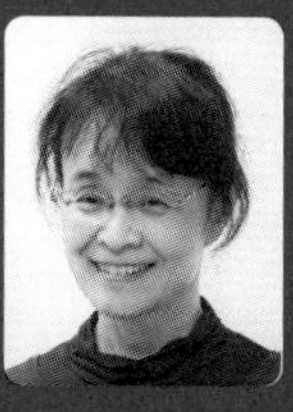

畝山 智香子

国立医薬品食品衛生研究所 客員研究員

聞き手 山﨑毅

畝山智香子 うねやま・ちかこ
宮城県生まれ。東北大学大学院薬学研究科前期課程修了。薬学博士。専門は薬理学・生化学。国立医薬品食品衛生研究所安全情報部部長を経て現職。著書は『食品添加物はなぜ嫌われるのか 食品情報を「正しく」読み解くリテラシー』（化学同人）、『「安全な食べもの」ってなんだろう？ 放射線と食品のリスクを考える』（日本評論社）など。

食品添加物の真のリスクはどのくらい？

消費者庁が令和3年7月に報告した「令和2年度食品表示に関する消費者意向調査報告書（食品添加物の不使用表示関連）[1)]」によると、「添加物を使用していない旨の表示がある食品を購入している」と回答した者6193人の購入理由（複数選択可）について、「安全と感じるため」が66・0％と最も多く、次いで「健康によさそうなため」が52・8％、「美味しそうであるため」が11・5％、「学校や家庭において、添加物を避けるように教わったため」が8・5％などであったとのこと。

確かに、週刊誌やSNSの記事を中心に「食品添加物悪玉論」を展開するかたがたも多く、人気ユーチューバーたちも、特定の添加物の健康影響を説きながら再生回数を伸ばしているのが実情だ。しかし、実際のところ食品添加物の健康リスクはそれほど大きなものなのだろうか。畝山智香子先生は、圧倒的な情報量で有名な「食品安全情報blog2」[※1]に象徴されるように、まさに化学物質の食品安全に関する“Walking Dictionary”と呼べるかたである。今回は畝山先生に、食品添加物のリスクに関する疑問にお答えいただいた。

食品添加物による過去の健康被害の実際

――「食品添加物は危険」というイメージが依然としてありますが、その背景にはどんな事情があるのでしょうか。

※1　「食品安全情報blog2」（畝山智香子）　https://uneyama.hatenablog.com
食品安全に関わる国内外の文献情報やネット情報を網羅的にカバーした畝山先生のブログ。食品安全情報の宝庫であり、データベースとしても活用できる。2024年4月以降は後継サイトも新設。https://foodnews.hatenadiary.com

畝山　やはり各種メディアから発信される誤解に満ちた情報が大きな要因だと思います**図表1**。消費者は食品添加物や残留農薬を危ないものとしてよくあげますが、これらは医薬品に近い形で安全性が評価され、必要な場合に限って使用が認められ、常に監視されています。それに比べ、一般の食品はこういうリスク管理がなされていません。食品添加物がどういうものかを正しく知ってほしいですね。

――森永ヒ素ミルク中毒事件[※2]のように、添加物が原因で健康被害が起こった過去の事故も、添加物のマイナスイメージに関係しているのではと思います。カネミ油症や水俣病も添加物が原因だと勘違いしている人もいるようですね。

畝山　ヒ素ミルク中毒事件は、1955年に森永乳業の粉ミルクを飲んだ乳幼児に多数の死者が発生した事故です。乳質の安定剤（食品添加物）に不純物のヒ素が混入していたのが原因でした。この事件をきっかけに、1957年には食品衛生法の大幅改正、1960年に添加物の規格基準を定めた食品添加物公

図表1　食品添加物が嫌われる理由

❶過去の事件や事故によるネガティブなイメージ
1950年代は食中毒事件が多発していたにもかかわらず、添加物の事故だけがなぜか繰り返し語られる。

❷安全性研究・安全性試験の誤った解釈
研究の目的、解釈、伝え方が誤って拡散される。

❸マーケティングや娯楽としての非科学的な食情報
間違った情報が教材や商材として使われる。
「無添加」という言葉が、企業や団体の顧客獲得のための差別化に使われる。

❹今後注目すべき（かもしれない）話題
話題性のある言葉をセンセーショナルに伝えるために使われる。
[例：「超加工食品」という加工の度合いが高い食品を、添加物が多い食品と都合よく解釈される]

※2　1955年6月頃から主に西日本を中心として起きた、ヒ素の混入した森永乳業製の粉ミルクを飲用した乳幼児に、多数の死者・ヒ素中毒患者を出した毒物混入事件。

定書の第1版が発行されました（2024年5月時点で第10版まで発行）[2]。

——1960年前後に食品添加物の品質基準が法令で義務化され、ヒ素ミルク中毒事件のような添加物への不純物混入が防止され、安全が担保されたということですね？

畝山　おっしゃる通りです。添加物公定書の規格の部分、化学物質として何が何％入っていないといけないとか、不純物は何％以下で、しかも分析できないといけない等、この基準を守らないと添加物としては使えません。たとえば、一般食品である「米」などは、法令で安全性のための厳しい規格基準は設定されていません。そのため、リスクの観点では、たいへん厳しい規格基準が法令で定められた添加物のほうが、食品安全のエリートと言えるのです。結局、過去に食品添加物で大きな社会問題になったのは、ヒ素ミルク中毒事件と人工甘味料のズルチン[※3]くらいです。

——でも、「食品添加物は食べるな」と反対するかたがたは、その規格基準がいい加減なのではないか、だから公定書を何度も改訂するのではないか、政府は危ないものを国民に食べさせようとしている、などと酷評しています。

畝山　添加物の公定書をしっかり見ていただきたいですね。添加物メーカーのかたがたは、かなり細かいところまで分析法や不純物混入防止の規格を守っていますので、リスクが十分許容範囲内に管理され、安全性は維持されています。あと公定書が何度も改訂されている理由ですが、新たな添加物が登場すれば分析法も追記されますし、日本の食文化の多様化に伴って定期的な改訂は必要です。さらに、ヒ素ミルク中毒事件のような事故が起こると、添加物の規格基準が大きく改善され、添加物公定書に反映されることになります。

※3　1883年、ドイツで発明された人工甘味料で、ショ糖の約200〜400倍近い甘味を持ち、戦後の日本で広く流通した。しかし中毒事故が起こり、肝機能障害や発がん性等の毒性が認められたため、1969年1月より食品への添加が全面禁止となった。

――実際、ここ数十年、食品添加物が原因の健康被害が起こったという話は聞かないですね。

畝山　はい、添加物による大きな食中毒事件は昭和の時代の話で、それ以降、食品添加物のリスク評価・リスク管理は綿密に実施されています。その結果として健康被害は発生していません。偶然ではなく、管理がしっかりしていれば事故は起こらないわけです。

近年、食品添加物による事故はないが発がん性は大丈夫なのか

――確かに添加物による健康被害はないものの、がんになる人が多いのは添加物のせいだという記事も多いようです。特にハム・ソーセージなどに使われる発色剤の「亜硝酸塩」が悪いなどと言われていますが……。

畝山　確かに「亜硝酸塩」の発がんリスクはゼロとは言えません。しかし、天然物の野菜などにもたくさん「硝酸塩」が含まれるのは許容するのに、加工食品にごく少量含まれる「亜硝酸塩」だけを問題視するのもおかしいですよね。（注：硝酸は口や消化管内で亜硝酸に変換される）

――かなり昔の話かもしれませんが、動物実験で発がん性が認められて使用禁止になった添加物として、サッカリン※4などの話を聞いたことがあります。

畝山　１９５０年代にアメリカでデラニー条項というのが発令されて、動物実験で発がん性が認められた化合物は食品添加物として使用してはならないとされ、その影響で日本でも、サッカリン・サイクラミン酸（チクロ）などの添加物が問題となりました。[3)] しかし、動物実験において認められた腫瘍は極めて特殊な条件で生じるものであって、普通に食事をしている人間には当ては

※4　人工甘味料のひとつ。水溶液はショ糖の350倍あるいは200～700倍の甘味と、しびれるような刺激の後味を持つ。1960年代から1970年代にはダイエットへの有効性が認識され、広く使われるようになった。アメリカでは「Sweet'N Low」などのブランド名で市販された。

まらないということが、その当時はあまり考慮されなかったので、「動物実験でがんができた！」という騒がれかたをしたわけです。しかし、その後、科学は進歩し、動物実験で見られたような発がん性はヒトでは起こりえないと判明したので、今では海外でも使用されています。

――日本人は食品添加物をたくさん摂取するから、がんが多いと主張する人もいますが、それはどうなのでしょう。

畝山　それはないですね。食品添加物には基本的に微量でも遺伝子を傷つける遺伝毒性[※5]のあるものは認められません。一方で一般的な食品には遺伝毒性のあるものは結構含まれます。発がん性については普通の食品のリスクのほうがはるかに高いです。たとえば、コーヒーに含まれるカフェ酸やキャベツに含まれるシニグリンなどですね。

添加物を使うことで、むしろ安全性が高まる!?

――一般食品には発がん性物質が含まれていて、無添加が必ずしも安全とは言えないということですね。そういえば、2023年に東京ビッグサイトで開催された「デザインフェスタ」において、無添加を謳ったマフィンで集団食中毒が発生しましたね。添加物を適切に使わないと、むしろ危険ということではないかと思われます。

畝山　そのケースは添加物の使用・不使用以前に、最低限の食品衛生管理ができていなかった可能性が高いので、添加物を使っていても事故は起こったかもしれません。ただ、保存料や殺菌料などの添加物を使用することで、食中毒のリスク低減、賞味期限の延長による食品ロス削減、日

※5　その物質が生体内で遺伝子に傷をつけてしまう可能性を評価してわかる生体への悪影響。通常、発がん性や生殖毒性の評価をする前のスクリーニング試験として評価される。毒性が次世代へ遺伝するという意味ではない。

持ち向上による流通範囲の拡大など、いろいろなメリットがあります。

――スーパーやコンビニで売られているカット野菜や果物なども、添加物が使用されているから新鮮な状態で流通できているということは、実はあまり知られていません。

畝山　そうなんです。以前は、無洗卵が天然でよいとして売られていたのですが、鶏の糞がついたままの卵を冷蔵庫に入れるのは食中毒リスクがあります。次亜塩素酸ナトリウムなどの殺菌剤で洗った卵のほうが安全です。また、カット野菜も殺菌剤を使って洗浄し、窒素ガスを充塡した包装のおかげで、新鮮なまま食べられるわけです。

――輸入果物にはポストハーベストの防カビ剤が使われるからとオーガニックの果物を選択した消費者が、果物に生えたカビを見て「本当に無添加なんだ」と喜んだそうです。

畝山　いやいや、防カビ剤のリスクよりカビ毒の発がんリスクのほうがはるかに怖いです。果物も防カビ剤のおかげで、消費者の食卓に届くまで、カビが生えないのです。安全かつきれいで新鮮な生鮮食品がお店に並んでいるのも、実は添加物のおかげということを知ってほしいですね。

――ただ、保存料は食中毒を起こす細菌の増殖を抑えるのだから、ヒトの細胞にも毒性があるはずとの声を聞きますが、それはどうなのでしょうか？

畝山　細菌への毒性とヒトでの毒性を一緒にしているのですよね。イヌやネコはタマネギを食べると毒性が発現するので、ヒトも食べないほうがよいとはなりませんね。それと同様に、ヒトと細菌では代謝のメカニズムなど体の仕組みが異なりばく露量も違うので、細菌を殺す保存料を使った食品がヒトに対してよくない、とは必ずしも言えません。

学校の家庭科の授業で添加物は使わないほうがよいと習った？

——小中学校の家庭科の授業で、食品添加物はなるべく使わずに調理しましょうと教わったかたがたにとって、やはり食品添加物は体に悪いとのイメージが刷り込まれているようですが、その点はどうなのでしょうか？

畝山　食品添加物の教材がお勧めですのでご紹介します。ちゃんとした本にはなっていないですが、PDF形式で使いやすいので、ぜひ先生がたに利用していただきたいと思います（右）。

——学校ごとに先輩の先生がたが残していた授業に使う資料の虎の巻があって、添加物は健康によくないというようなものが結構残っているようです。

畝山　私も友人からこのような副読本がありますと教えてくれたケースがありましたが、直してくださいと言いました。教科書の副読本に間違った情報が載っていたら、すぐに指摘して直してくださいと言わないといけません。

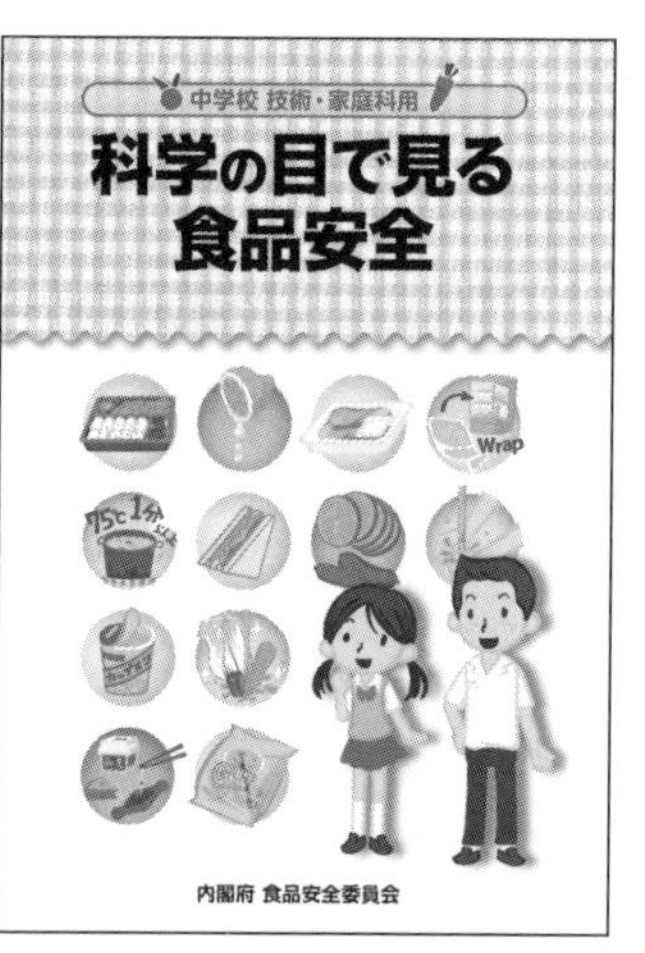

中学校の技術・家庭科用教材PDF（画像は表紙）。内閣府食品安全委員会のウェブサイトより。
https://www.fsc.go.jp/kids-box/foodkagakume/kagakume_1_8.pdf

ひとつの加工食品に複数の添加物が使われているが……

——食品添加物は食品事業者が売るためのものであり、消費者にメリットがないのでは、との指

摘があるようです。ひとつの加工食品にいくつもの種類の添加物が配合されていると、それぞれの添加物が本当に消費者にとって必要なのかとの疑問があります。その点はどうなのでしょうか？

畝山　添加物はそれぞれ消費者にとってもメリットがあります。というか、消費者にとってメリットがない添加物は認可されません。また品質の安定化[※6]と着色と保存など、明確に使用目的が違うものが一緒に含まれていても問題ありません。

――たとえばカップラーメンなどにはラベルにたくさんの添加物が書いてありますが、それぞれ本当に役割があるのか、という質問をよく受けます。

畝山　これは、ひとつずつ役割を丁寧に説明するしかないですね。インスタントラーメンは、栄養強化されているものが多く、添加物としてのビタミンやミネラルを多数配合して、最近は「完全栄養食」と称するものも出てきました。それに加えて、不必要な添加物を使ったらコストが上がるばかりですので、事業者もそんなことはしません。消費者にメリットがあるからこそ、一つひとつの添加物の配合を決めているのです。

――着色料を使わなくても自然の色でいいじゃないか、という指摘もよくありますが……。

畝山　過去に消費者の主張によって、ピンク色の加工食品の着色料を使用せずに天然のままの茶色で販売したところ、全く売れなかったということがあったそうです。色がついているからこそ美味しそうに見えて売れている加工食品がたくさんあるのが現実で、着色料を使用しないと商品価値がなくなるものも多いですね。和菓子などは色がついていないと全滅でしょう。例えば紅白

※6　形を保ったり、舌ざわりをよくしたりして、食べやすくする成分。

饅頭に色がついていないとめでたくないですよね。

天然由来と合成由来の添加物を比べたら、天然が安全なのか

——無添加食品と添加物使用の加工食品を比較すると、天然の無添加食品のほうが安全、と考える消費者が多いようです。化学合成（人工）の添加物より天然の食材のほうが安全ということのようですが、実際はどうなのでしょうか？

畝山　天然か合成かは安全性に関係ないですね。むしろ天然のもののリスクのほうが大きいケースが多いと考えます。たとえば、甘味に使われる添加物のステビアでも天然物から抽出した場合は不純物が多いので、ある意味、何が混ざっているかわからないのですが、微生物により合成されたステビアは純度が高いので圧倒的に「安全」です。天然物は「よくわからない化学物質の集合体」という〝リスク感覚〟が重要です。

——しかし「天然の食品だから安全」という売り方をしている事業者は多いですね。

畝山　そうなんです。ミネラルで黒っぽいのとか茶色っぽいほうが天然でいい、みたいな売り買いをしておられますよね。でも、その中に鉛や水銀のような有毒ミネラルが入っていたら安全とは言えません。

海外と日本での添加物数の違い

——海外で許可されていない食品添加物が日本では使われている、海外で許可されている食品添

加物は少ないのに、日本はなぜこんなに許可されている添加物の種類が多いのか、との声があります。

畝山　添加物の定義が国によって違うので、分類の仕方が違う食品成分の種類をカウントして国際比較しても意味がありません。[4] ヨーロッパでは「食品改良剤」などと呼ばれるカテゴリーがありますが、酵素や香料は含まれていないので、日本と分類法が明らかに異なります。逆に米国食品医薬品局（FDA）にはGRAS（Generally Recognized As Safe）という申請制度がありますが、添加物だけでなく一般食品成分も登録されており、玉石混交というイメージなので日本との比較は難しい。

――そうですね。国際的には食文化も違いますし、使用される添加物が国ごとに違うことは不自然ではない気がします。

畝山　おっしゃる通りです。食の多様化が進み科学技術が進歩すれば、添加物の種類も増えるのは自然なことですし、それによってリスクがよくわかっている添加物が登録されるのは、むしろ安全な加工食品を製造するためにはよいことと思います。

添加物の複合影響や体内に蓄積するリスク

――各食品添加物はリスク評価されて安全性が確保されているのかもしれませんが、加工食品に複数の添加物が配合されることで複合的な毒性が出るかどうかは評価されていないのではないかとの指摘があります。

畝山　複合影響については、そもそも食品そのものがたくさんの化学物質が複合した塊ですので、添加物だけにそれを指摘されるのはどうかと思います。

――20年近く前、清涼飲料水に使われていた保存料の安息香酸とビタミンCが反応して、発がん性のベンゼンが生じると問題になったことがありました。国はごく微量なので懸念なしとしましたが、私はよく、食品安全をテーマとする講演会において、一般のかたからの「複合影響」の質問に対して、添加物を2つ合わせて悪いことが起こる場合もあるけれども、極めてまれですよと説明しています。

畝山　その場合、安息香酸もビタミンCも天然の食品に含まれる成分なので、どちらかというと天然物を加工したときに、成分が反応して生成するアクリルアミドなどと同じ印象です。紫キャベツに酢を入れたら色が変わるのも同様です。天然の食品成分同士で起こることというのは避けることができませんので、法規制すること自体が難しいのです。

――それに関連して亜硝酸塩を使うと食品成分と結合して発がん性のニトロソアミンができるのでよくない、との指摘もあります。

畝山　国立がん研究センターが「タラチリ効果」と言っていたのをご存知ですか？　タラにアミンが含まれ、野菜に硝酸塩が含まれるので、タラチリ鍋ではニトロソアミンができますが、がんが増えたりはしないですよね。実際には、分解が進んでニトロソアミンが多量に検出されるわけではないそうですが……。

――なるほど。一般食品でもそのようなことは起こっているので、添加物に対してだけ複合影響

※7　WHOの一機関で、発がん状況の監視、発がん原因の特定、発がん性物質のメカニズムの解明、発がん制御の科学的戦略の確立を目指した機関。主に、ヒトに対する発がん性に関するさまざまな物質・要因の「ハザード（有害性）」を評価している。

を指摘するのは的外れということですね。あと食品添加物は短期的な安全性試験で許容一日摂取量（ADI：詳しくは48ページ）などを設定されているようですが、添加物を長期的に摂取することで体内に蓄積した場合の毒性は評価されていないのではないかとのご指摘がありますが、その点はどうなのでしょうか？

畝山　指定添加物の認可を受ける場合には、動物での長期試験や薬物動態試験（ADME）のデータが要求されますので、体内に長期に蓄積されるようなものは認められないと思います。既存添加物についても、順次安全性を評価しており、データがなければ消除されます。これも複合影響の話と同様ですが、長期的安全性を評価している一般食品はないですよね。

海外からの添加物悪玉論の記事

――海外では、低カロリー甘味料のアスパルテームに発がん性という記事も出ました。

畝山　確かにそのような記事も出ましたが、日本では比較的冷静にとらえていたようですね。基本的には食品安全委員会の資料[5)]を参照されるのがよいと思います。簡潔にいうと、国際がん研究機関（IARC）[※7]のハザード評価では発がん性を示唆する科学的根拠を認めたものの、JECFA[※8]（FAO/WHO Joint Expert Committee on Food Additives）によるリスク評価では、発がんリスクを認めなかったということです（関連記述：リスク13、219ページ）。

――近年、食品の加工の程度とその目的に応じて分類するNOVA分類で「超加工食品」[※9]とされた、比較的加工度合いの高い加工食品を摂取するほど生活習慣病になりやすい、との疫学調査論

※8　国連の食糧農業機関（FAO）および世界保健機関（WHO）合同の食品添加物専門家会議。JECFAは、各国の添加物規格に関する専門家および毒性学者からなり、各国によって実施された添加物の安全性試験の結果を評価し、許容一日摂取（ADI）を決定している。

文が多いようですが、添加物の摂取量が多いほど生活習慣病の発症リスクが大きいと解釈するのは正しいのでしょうか？

畝山　たったひとつの「学説」を根拠に行動を変えるべきではないです。私の経験した例ではコンビニ弁当ばかり食べると体調が悪くなる、きっと添加物のせいだ、と言っている人がいました。しかしさらに聞くと仕事が忙しくて時間がなくコンビニ弁当しか食べられない時期に体調が悪かったという話で、レストランで優雅に食事をしたり、自炊に時間を使えたりする余裕のあるときには同時に十分な睡眠や休息がとれていただけのことのようでした。疫学研究ではこのような交絡が常に問題になります。長期介入試験なしに因果関係を断定する言説には注意が必要です。

紅麹サプリの問題は、安全への誤った思い込みが示された

――2024年3月、小林製薬が販売した紅麹サプリメントを摂取し続けた人に多数の健康被害が起きたことが報道されました。畝山先生は2016年に出された御著書『「健康食品」のことがよくわかる本』（日本評論社）でこの紅麹問題に触れ、いずれ健康被害が起きる可能性を示唆する卓見を披露していらっしゃいますが、この問題をどうお考えですか。

畝山　合成化合物は危険で天然物なら安全、という思い込みがいかに間違っているかをよく示す例にもなっていると思います。紅麹サプリメントの有効成分はモナコリンKというコレステロールの合成を抑制する成分ですが、これは医薬品候補物質として研究され、不純物を含まない合成化合物が医薬品として使われるようになりました。薬効があることが明確なため、食品として扱

※9　ブラジル・サンパウロ大学の研究者らが提唱したNOVA分類（The NOVA Food Classification）の、グループ4のことを指す。NOVA分類では、食品を次の4つのグループに分類する。①非加工食品または最小加工食品　②加工食品原料　③プロセスフード（加工食品）　④ウルトラプロセスフード（超加工食品）

うことは不適切だと考えられ、アメリカや欧州では規制や注意喚起の対象です。効果があるということは副作用もある、ということですから。機能性表示食品は事業者の責任において届け出される制度で、国や第三者による評価は行われていません。医薬品に近い使い方をするリスクの高い製品を、事業者も消費者も、普通の食品と同じような感覚で扱っていたことが事故の背景にあると思います。

医薬品や食品添加物のような許認可制で管理されているものは、事業者が安全性を証明しなければ使用が認められませんが、食品は逆に、規制をしようとする場合には国が〝安全でない〟ことを立証する必要があります。つまり食品のほうがリスクの高いものが販売されている可能性が高く、消費者はそれを知ったうえで選択する必要があるのです。それには消費者が適切な情報を持っていなければなりませんが、現状は「いわゆる健康食品」の広告だらけで公的機関による注意喚起が届いていません。それはメディアの責任も大きいと思います。

出典

1）「令和2年度食品表示に関する消費者意向調査報告書（食品添加物の不使用表示関連）」（消費者庁） https://www.caa.go.jp/policies/policy/food_labeling/information/research/2020/assets/food_labeling_cms201_210708_01.pdf

2）「第10版食品添加物公定書」（厚生労働省） https://www.mhlw.go.jp/stf/seisakunitsuite/bunya/kenkou_iryou/shokuhin/syokuten/kouteisho10e.html

3）『「安全な食べもの」ってなんだろう　放射線と食品のリスクを考える』（畝山智香子／日本評論社）

4）『食品添加物はなぜ嫌われるのか　食品情報を「正しく」読み解くリテラシー』（畝山智香子／化学同人）

5）「アスパルテームに関するQ&A」（内閣府食品安全委員会） https://www.fsc.go.jp/foodsafetyinfo_map/aspartame.html

取材を終えて

昨今、食品添加物に関する偽情報は減りつつあるが……

いまだに「食品添加物は発がん性があるのに政府や食品事業者の陰謀で大量に使用されている」などという陰謀論を展開する週刊誌の記事やネット情報（特にユーチューブ動画等）を散見するが、このような偽情報を正すファクトチェック記事やネットでのコメントが多くなってきたのも、畝山先生の地道な情報発信の成果かと思う。今回の取材で伺った通り、今の日本で食品添加物の健康リスクは「許容範囲内＝安全」と科学的に評価されており、食品成分の中でもエリートだと言われる所以がおわかりいただけたのではないだろうか。

皆さんは、風邪薬の用法用量が1錠とラベルに書いてあるのに10錠飲むだろうか？　過去に、薬のオーバードーズで小学生が救急搬送されたとのニュースがあったが、それほどたくさん飲んだら副作用が出るかもしれないことは、だれでもわかるはずだ。では添加物はどうだろう。安全性試験で生体に影響が出ない量を求めて、その１００分の１未満しか食品に配合できないルールなのだが、副作用が出るだろうか？　全ては摂取量の問題であり、「毒か安全かは量で決まる」というスイスの医学者パラケルススの名言さえよく理解しておけば、量の観点が欠落した週刊誌のフェイクニュースにだまされることはないはずだ。

これまで添加物が健康によくないと思っていたかたは、リスクの大小が理解しやすいユーチューブ動画をご視聴いただきたい（左）。

食品添加物のおはなし
（監修：山崎毅）
https://m.youtube.com/watch?v=8RgK3la0Bx0

検証

リスク
2

食品の残留農薬

IARC（国際がん研究機関）は
除草剤グリホサートを
「おそらく発がん性」と評価も
各国規制当局の結論はシロ？

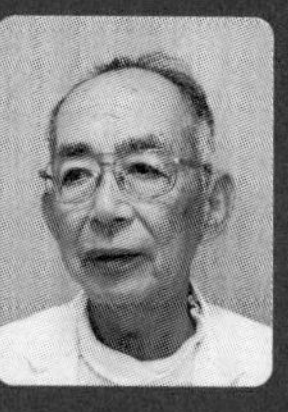

原田 孝則
（一財）残留農薬研究所 理事長

聞き手 小島正美

原田 孝則 はらだ・たかのり
1972年鳥取大学大学院修士過程修了（東京大学で博士号取得）。一般財団法人残留農薬研究所に入所以来、農薬・医薬品等の毒性試験に携わる。カナダオンタリオ州立獣医科大学（OVC）、米国国立健康科学研究所（NIEHS）でも発がん性などを研究。国際毒性病理学会連合会（IFSTP）会長などを歴任。2014年から残留農薬研究所理事長。

農薬の審査は第三者の目で厳しくチェック

残留農薬への不安感を抱く消費者は依然として多い。その背景にはセンセーショナルな報道の他、農薬がどのような審査を経て世に出てくるかが不透明なこともあるようだ。今も、しばしば週刊誌などで「農薬は発達障害の一因」などと報じられるが、実際はどうなのか。実験動物を使って農薬の毒性試験に約50年間携わってきた一般財団法人残留農薬研究所理事長の原田孝則氏に「科学的な毒性やリスクの評価がどういうものか」を伺った。

グリホサートは本当に危険なのか

――豊富な日用品を扱うホームセンターで販売されている除草剤のグリホサート（製品名ラウンドアップ）。２０１５年、世界保健機関（ＷＨＯ）の一機関である「国際がん研究機関」（ＩＡＲＣ：International Agency for Research on Cancer）はグリホサートを発がん性分類で「グループ２Ａ」（ヒトに対しておそらく発がん性あり）と公表しました。以来、ＳＮＳや週刊誌を中心に「発がん性物質のグリホサートは危険だ」というニュースが出るようになりました。「２Ａ」に分類されると本当に危ないのでしょうか。

原田　結論を先に言えば「発がん性があり、危ない」は大きな誤解です。まずはＩＡＲＣの発がん性分類の意味を解説しましょう。発がん性分類はグループ1（ヒトに対して発がん性あり）、グループ2A（ヒトに対しておそらく発がん性あり）、グループ2B（ヒトに対して発がん性があるかもしれない）、グループ3（ヒトに対する発がん性と分類できない）の4つあります**図表1**。

まず知っておきたいのは、**この分類はヒトに対する発がん性があるかどうかの「科学的証拠の強さ」を示すものであり、発がん性の強さやばく露量に基づくリスクの大きさを示すものではないことです。**しばしば「リスクが2番目に高いグループ2A」などと報道されることがありますが、これは間違いです。この分類はあくまでハザード（危害要因、または有害な可能性）に関する定性的な分類であり、ヒトへの実際のリスクが高いかどうかという定量的な分類ではありません。

――そうなんですね。ヒトへの発がんリスクが高い順に並んでいると誤解している消費者は多いと思います。では、なぜ、グリホサートはグループ2Aとなったのでしょうか。

原田　その根拠は、IARCが採択した疫学調査において、農業生産者のグリホサートばく露（農薬にさらされた量）と非ホジキンリンパ腫との間に相関関係が見られ、ラットやマウスを用いた動物実験においても、グリホサートを多

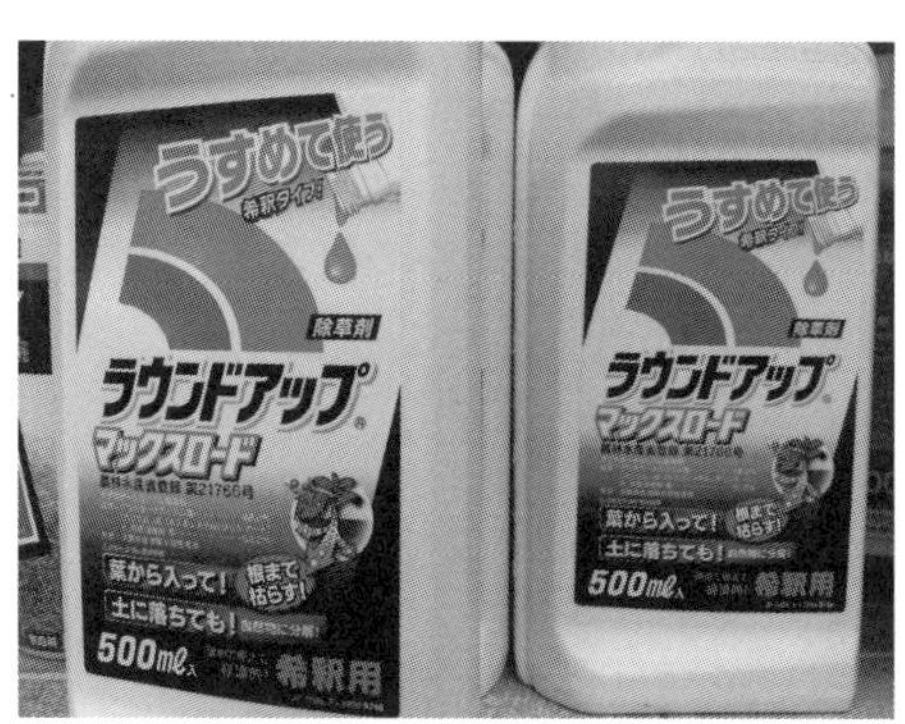

ホームセンターなどで売られているラウンドアップ製品（撮影／小島）

く投与した群で肝細胞や腎臓などに発がん性を示唆する所見が見られたためです。

しかしながら、この疫学調査は対象が限定的で信頼性に乏しく、他の組織による広範囲にわたる疫学調査結果では相関性は見られていません。しかも、評価対象になった動物を用いた長期毒性試験データを精査すると、農薬の投与量と生体反応（がんの発生など）に用量相関性（用量反応関係ともいう）が不明瞭です。さらに統計学的な有意性に欠け、オスかメスの片方だけにがんの所見が見られるなど、一貫性に乏しく、2Aとするには科学的根拠が不十分なことは否めません。

――そうだったのですね。科学的な信頼性に欠けるなら、なぜ、IARCはグループ2Aと分類したのでしょうか。

原田　その分類に至った経緯が不明瞭のため、確かなことは言えませんが、グリホサートの評

図表1　国際がん研究機関（IARC）の発がん性分類の主な因子

4つの分類	主な因子例
グループ1 ヒトに対して発がん性あり	喫煙、受動喫煙、アルコール、紫外線、加工肉（ハム・ソーセージなど）、アスベスト、ベンゼン、ディーゼル排気ガス、カドミウム、ヒ素、電離放射線、ダイオキシン類、アフラトキシン（カビ毒）
グループ2A ヒトに対して おそらく発がん性あり	アクリルアミド（ポテトフライなどに含まれる）、牛や豚、馬などの肉類（鶏肉は該当せず）、65℃以上の熱い飲み物、生活リズムを乱す交替勤務、グリホサート（除草剤）、マラチオン（殺虫剤）、ダイアジノン（殺虫剤）、木材などを燃やす室内環境
グループ2B ヒトに対して発がん性があるかもしれない（可能性あり）	ガソリン、わらび、漬物、メチル水銀化合物、携帯電話の電磁波（無線周波電磁界）、鉛、重油、クロロホルム、アスパルテーム（人工甘味料）
グループ3 ヒトに対して発がん性と分類できない	カフェイン、お茶、コーヒー、コレステロール、蛍光灯

食品安全委員会や農林水産省のウェブサイトをもとに小島が作成

グリホサートについて、欧州連合（EU）、アメリカ、日本の政府は「発がん性なし」と評価。この分類はリスクの大きさの順番に並んでいるわけではない。

価プロセスにおいて、何らかの組織的圧力や政治的関与があったのではないかという疑念が生じても不思議ではありません。

その疑念を暗示するかのような動きとして、ＩＡＲＣが2Ａとしたあと、アメリカでグリホサートを開発した旧モンサント社（２０１８年にドイツのバイエル社に買収され、現在はバイエル社）を相手にがん患者らによる訴訟が頻繁に勃発しました。

欧米先進国の政府は「発がん性」なし

――確かにグループ2Aを待ってましたとばかりに訴訟が頻発しましたね。このIARCの見解に対して、アメリカや欧州連合（EU）、日本政府はどう対応したのでしょうか。

原田　そこが極めて重要な点です。そのあと、欧州食品安全機関（ＥＦＳＡ）や米国環境保護庁（ＥＰＡ）、日本の内閣府食品安全委員会など先進国の規制当局と公的評価機関はＩＡＲＣよりももっと広範囲の試験・研究データを精査し、「発がん性はない」と公表しています。残念ながら、この重要なことがほとんど報道されず、多くの人に伝わっていません。

たとえば、米国環境保護庁はグリホサートの登録（１９７４年）から15年ごとに最新の科学的知見に照らし合わせて毒性学的再評価を実施してきました。その結果、２０１９年に「現時点では発がん性は認められない。ラベルに記された使用方法を守って使用する限り、ヒトへの健康影響はない」との見解を公表しています。また、欧州食品安全機関も２０２３年7月に再調査の結果「現時点ではグリホサートに発がん性は認められない」という同様の見解を示しています。

——つまり、国際がん研究機関（IARC）だけが「発がん性あり」と言っているわけですね。どちらの評価が科学的に見て信頼できるのでしょうか。

原田　日本の皆さんは一般的に国際的な機関を信用する傾向がありますが、必ずしもそうとは言えません。たとえば、WHOはその運営資金の多くを中国が拠出しているため、新型コロナウイルス（COVID-19）の起源調査を中国が拒んだことに対処できなかったように、中立的とは限りません。

——確かにそうでしたね。IARCと先進国政府が異なる見解を公表したということは、検証の方法が違うのでしょうか。

原田　グリホサートの例で説明しましょう。実はIARCと欧米・日本の規制当局では、評価する対象の安全性試験データや研究論文の量や質がかなり異なるのです。IARCは主に公表された学術的な論文（特に疫学的調査結果）や影響があったとされる動物実験に重きを置いて検討します。これに対し、政府の規制当局やリスク評価機関は、あとで詳述するGLP基準に従って実施された広範囲な安全性試験データ（民間企業が農薬登録に必要な安全性試験をGLP試験施設に依頼して得られた試験結果）を含めて審査しています。

——それは、つまり政府の規制当局のほうがより広範囲で信頼性の高い試験データを見て評価しているということですか。

原田　その通りです。農薬の登録に必要な試験は、国際的に共通な試験ガイドラインが各国で定められています。中でもOECD（日本やアメリカなど38カ国の先進国が加盟する経済協力開発機構）の試験ガイドラインは信頼性が高くよく知られています。

そのガイドラインでは、農薬の使用者の安全、消費者の安全、環境への影響に関する各種試験が厳しく求められます。その試験の内容は急性毒性（経口、経皮、吸入）から慢性毒性、神経毒性、発生毒性、繁殖毒性、遺伝毒性（遺伝子への損傷試験など）、植物や土壌の残留性、鳥やミツバチなどの生態毒性、使用者へのばく露試験など広範囲にわたります。

しかもＧＬＰ基準（制度）という厳しいルールが課され、試験結果の信頼性が確保されています。大学の先生が発表する論文の中には、グリホサートに発がん性があるかのような研究もありますが、一学者の研究は往々にしてＧＬＰ基準を満たしていないケースが多い。どちらが信頼できるかと言えば、ＧＬＰ基準を満たした試験のほうが圧倒的に信頼性は高いと言えます。

ＧＬＰとは何か

――今の指摘は重要ですね。ここでＧＬＰという言葉が何度も出てきました。とても重要な概念だと思いますので、解説していただけますか。

原田　ＧＬＰはGood Laboratory Practiceの頭文字です。日本語では「優良試験所規範（基準）」と訳されています。試験施設の設備や機器、組織や職員、検査・実験の手法が所定の基準を守っていることを保証するものです。言い換えると、引き受けた検査機関の試験結果の信頼性を確保するためのシステムです。農林水産省や厚生労働省などの監督官庁が立ち入り試験を行い、ＧＬＰ基準が遵守されているかどうかを査察することも規定されています。

また、試験従事者とは別に、試験の計画から報告書の作成までを監査（査察）する信頼性保証部門（QAU：Quality Assurance Unit）を置くことになっていて、試験の信頼性を厳しくチェックしています。また、GLP試験施設に対しては定期的（3年に1回）に監督官庁による査察・調査が行われます。農薬で言えば、農林水産省の外郭団体の農林水産消費安全技術センター（FAMIC）が、その査察者となります。

――GLPは第三者の厳しいチェックが入るわけですね。原田さんが勤務する残留農薬研究所も、GLP基準に適合した試験施設だと思いますが、そこにもQAU（信頼性保証）を担うスタッフがいらっしゃるのでしょうか。

原田　もちろんいますよ。現在、7人のQAUスタッフがいて、安全性試験の全てについて、試験計画書、標準操作手順書（SOP）、試験実施状況、生データ等を確認し、得られた試験データが最終報告書に正確に反映されているかどうかをチェックしています。また、GLP試験施設についても定期的に調査し、試験が適正に行われているかを確認するとともに、GLP教育を定期的に実施しています。この部門があるため、たとえば、だれかが意図的に「発がん性があるのに、ない」といった所見を報告しても、他者のチェック機能が働き、簡単に改ざんはできない仕組みになっています。そのうえ、病理組織学的検査では、病理診断の客観性を保持するために複数の病理専門家によるピアレビュー（査読）制度が導入されています。

GLP制度の原則は、OECDによって1981年に制定され、農薬に関して、農林水産省は1984年にGLP制度を導入しました。先進国の政府が「グリホサートに発がん性がない」との結論を出した背景は、こうした厳しい基準をクリアしたGLP試験データを評価したうえでのことだというのをぜひ知ってほしいです。

農薬メーカーの試験は信用できるのか

――よく農薬メーカーが国に提出した動物実験の結果は信用できないという声を反農薬派の人たちから聞きます。これはどう考えたらよいでしょうか。

原田　それは明らかに間違いです。農薬がヒトや生物、環境にどんな影響を及ぼすかに関して、農薬メーカーに課せられる試験は多岐にわたります。農薬メーカーが自ら実施する試験は限られており、大部分の安全性試験は外注で社外のGLP試験施設で実施されています。しかも、その試験はGLP基準を満たした試験施設で実施されるため、農薬メーカーの社員が勝手にデータを改ざんするようなことはできません。

ただし、知的財産の関係から、原則として非公開となっているため、政府以外の人が全データを見ることができない面もあります。とはいえ、食品安全委員会が実施した安全性評価結果は「農薬評価書」として公開されており、各農薬の安全性の概要はだれでも確認することができます。

――なるほど。農薬メーカーが国に提出する試験データは国際的に共通する厳しい基準をクリアしているということですね。しかし、SNSや一部週刊誌ではネオニコチノイド系殺虫剤が自閉症などの発達障害に関連しているかのような情報が流布し、国が審議した試験には発達神経毒性

の試験がないのではという指摘もあります。これはどう考えたらよいでしょうか。

原田　ネオニコチノイド系殺虫剤は、その名の通り、タバコに含まれるニコチンに似た化学構造を持つ殺虫剤です。神経伝達物質のニコチン性アセチルコリン受容体に結合し、神経細胞を興奮させて昆虫を死に至らしめる作用があります。日本ではアセタミプリドやクロチアニジンなど7種類が登録されています。まず強調したいのは、以前からあった有機リン系殺虫剤に比べると、ヒトなど哺乳類への影響は少なく、安全性の高い農薬として登場してきたという点です。

もちろん殺虫作用はありますから、ミツバチが活動する時期や場所で使うとミツバチの死因に関係することもあります。ですが、効果が長く続き、上手に使えば、農家にとってはとても有用な農薬です。もちろんGLP基準を満たす審査を経て登録されているため、発がん性もなく、さらにラットを使った一般毒性試験（急性、亜急性、慢性）、神経毒性試験、発生毒性試験、繁殖毒性試験なども行われており、動物の子どもを含め行動異常を起こすような脳神経系への悪影響は認められていません。

――脳神経系の試験結果もあるのですね。実験はどのようにやるのでしょうか。

原田　発達神経毒性試験では、妊娠ラットを用い、妊娠中から出産、授乳期、離乳期までの神経組織が発達する間、農薬を母動物に投与します。これはちょうど人間の子どもの成長期を想定しての投与です。そして、生まれてきた子どもの行動、学習、記憶能力などを測定し、神経病理組織学的な検査もします。こういう多彩な試験を行っているため、行動異常や発達神経系への影響があれば、極めて高い確率で発見できます。発達神経系への影響を調べていないという反論は全く成り立ちません。

——そういう詳しい試験の中身は初めて知りました。反農薬派はマウスで影響があったと言っていますが、そこはどうですか。

原田　マウスとラットを比べると、農薬の安全性を評価するための動物モデルとして歴史的にラットのほうが優れていることが知られています。一般毒性、神経毒性、生殖・発生毒性、発がん性など多くの毒性試験ではラットが用いられています。一方、マウスの使用は限定的で、小核試験（遺伝毒性試験のひとつ。小核は染色体分裂で異常が生じた際、核に取り込まれなかった染色体の断片が残って出現する小さな核のこと）、局所リンパ節試験、発がん性試験などに限られます。ですから、神経毒性や発達神経毒性を見る場合はラットを使うことが国際的に推奨されています。マウスは性周期が不安定で繁殖率がよくないため、次世代への影響を確認するための発達神経毒性試験には向いていないのです。

農薬の複合（相乗）作用はあるのか

——いずれにせよラットの試験では行動異常は見られなかったわけですね。ところで、微量の農薬でも複数の農薬が同時に作用すれば、大きな影響が出るのではないかという「複合作用」がしばしば指摘されてきました。これをどう考えたらよいでしょうか。

原田　その点については、伊東信行・元名古屋市立大学学長（故人）が生前に行っていた試験を紹介しましょう。伊東先生は日本毒性病理学会理事長まで務められた毒性病理学と発がん性研究の権威でした。その伊東先生が20種類あるいは40種類の微量の農薬を同時に動物に与えて、がんの相乗作用（複合作用）が起きるかどうかを調べていました。その結果、ヒトへの健康影響の指標とされる許容一日摂取量（ＡＤＩ）に相当するレベルの農薬量では、相乗作用はなかったことを実験で明らかにしました。

——そういう研究があったんですね。私も伊東先生に1度だけ取材したことがありますが、相乗作用のことは初めて知りました。相乗作用は、２つ以上の要因が重なると、単独のときの作用の和よりも強い作用を示すことですが、20種類の農薬を重ねて投与しても、相乗作用がなかったということは驚きです。これはとても重要な情報ですが、メディア（毎日新聞社）にいた記者として、こうした情報を報道できなかったことは悔やまれます。ここでＡＤＩという言葉が出てきました。ＡＤＩはリスク評価で欠かせない重要な概念です。改めて教えていただけますか。

ＡＤＩとは何か

原田　食品に含まれる残留農薬のリスクがどれくらいかを判断するときに、ＡＤＩはとても重要な概念です。ＡＤＩは、Acceptable Daily Intakeの略語で、「許容一日摂取量（一日摂取許容量ともいう）」と訳されます。これは、農薬や食品添加物をヒトが一生涯にわたって毎日摂り続けても、健康への影響がないと考えられる一日あたりの摂取量の上限です。通常、体重１kgあたりの一日摂取量（mg／kg体重／日）で表します。これは、ある農薬の摂取量がＡＤＩ以下なら健康影響はないという意味です。

——ADIの数値はどうやって決められるのでしょうか。

原田　ADIの数値は、発がん性や生殖毒性など各種毒性を確かめる動物実験で影響の出なかった量（無毒性量）に、動物とヒトとの種差で10分の1、同じヒトでも個人差を考慮してさらに10分の1、計100分の1（10分の1×10分の1）の安全係数をかけて導きます。つまり、無毒性量に100分の1をかけた数値がADIとなります**図表2**。よく話題になる除草剤のグリホサートのADIは体重1キロあたり1日1mgです。体重50kgの大人であれば、1日50mg以下の摂取なら健康影響がないと言えます。

——ということは、日本人の実際の摂取量とADIを比べてよいわけですね。

原田　その通りです。

——よく「パン（小麦粉）から0・1ppmのグリホサートが検出された。問題だ」というニュースを見ます。0・1ppmは、1kgのパンに0・1mgのグリホサートが含まれる濃度です。ということは、ADIの50mg（500kg×0・1）に達するのは、パンを500kgも食べ

図表2　農薬の安全性評価

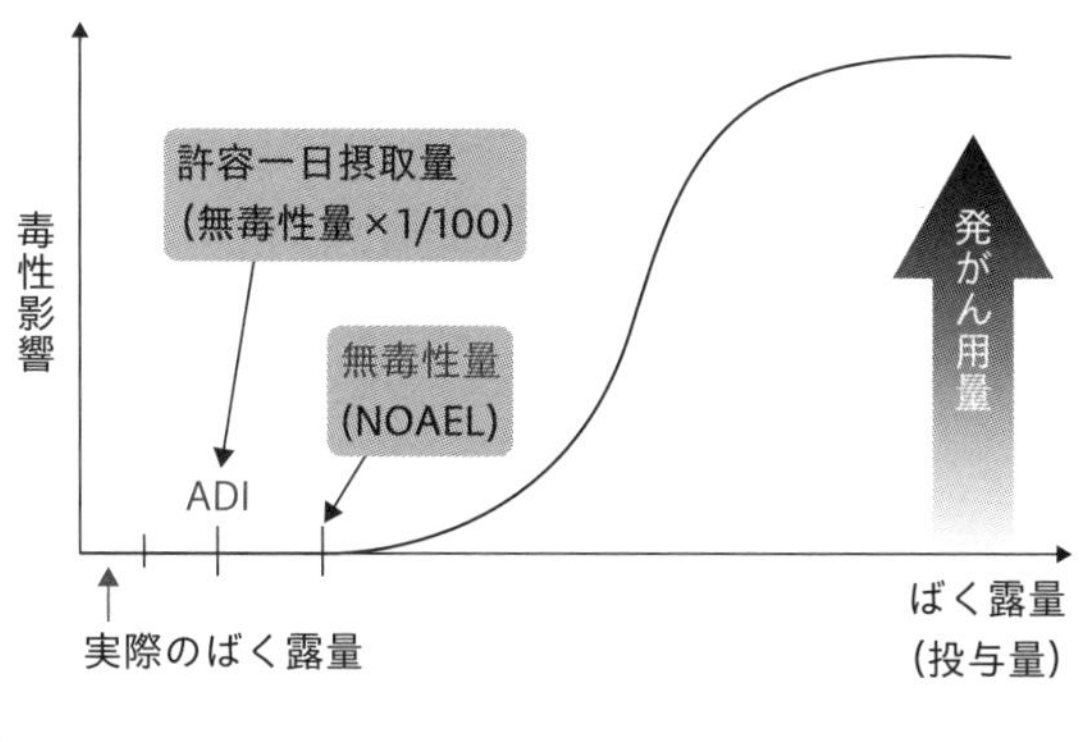

ADIは一般に動物実験で導かれた無毒性量の100分の１に設定される。摂取量がそのADIよりも少なければ安全だと言える。

たときに相当します。５００kgものパンを毎日、食べ続ける人はいませんが、仮に食べ続けたとしても安全だということになります。これでよいでしょうか。

原田　その通りです。私たちが食品から平均的に摂取しているグリホサートの量は、大体ＡＤＩの１０００分の１前後ですから、心配はいりません。人の髪の毛や尿から、ごく微量の農薬が検出されたと言って不安を煽る人たちがいますが、農薬の摂取量がＡＤＩよりはるかに少ない限り心配は不要です。

メディアに求めることは何か

――伊東信行先生（故人）の「20種類の農薬を動物に与えても、ＡＤＩに相当する投与量であれば、相乗作用はなかった」という研究結果は、まさにＡＤＩの正当性と安全性を実験的に明らかにしたと伊東先生の後任の研究者が指摘しています。これはとても重要な指摘だと思いますが、メディアへの注文はありますか。

原田　メディアは危ないときは大々的に報じますが、あとで安全だとわかったときにはほとんど報じてくれません。かつて埼玉県のホウレンソウからダイオキシンが見つかったという報道が散々ありましたが、その後の調査で野菜からの検出はなかったという結果が出ても、ほとんど報じられませんでした。これでは危険なイメージしか残りません。

　よくメディアのかたは農薬の安全基準値に関して、日本に比べて西欧の基準値は厳しいという記事を書きますが、これは大きな誤解です。日本の気候風土や土壌は西欧とは異なります。同じ農薬でも使い方も違います。西欧の基準値が常に厳しいわけでもありません。しかし、同じ農薬なら、ヒトの健康を守る指標のＡＤＩは同じ数値です。つまり、グリホサートのＡＤＩは基本的に西欧も日本も同じです。これはちゃんと知っておきたいですね。

――やはり「ＡＤＩ以下なら健康影響なし」は重要な概念ですね。最後に農薬に関して最も訴えたいことは何でしょうか。

原田　食の安全に関して、ゼロリスクを求める気持ちは理解できますが、こだわり過ぎると失うものが大きいことを知ってほしいです。２０５０年代に世界の人口は１００億人を超えます。その巨大な人口を養うためには食料の確保が必須であり、その食料生産に農薬は欠かせません。農薬の安全性は膨大なＧＬＰ試験結果に基づく最新の知見によってその安全性が保証されています。使用基準を守って農薬を使えば、ヒトや環境に対して安全だということをぜひ理解してほしいです。最後に私の見解は一般財団法人残留農薬研究所を代表するものではなく、科学者としての個人的見解です。農薬に関する利益相反もないことをお誓いします。

取材を終えて

論争の核心部分は公開してもよいのでは！

民間の農薬メーカーが国に提出した動物実験のデータは何となく信用できない。そんな疑いの念を抱く人は今もいるのではないか。実は私も「いやそんなことはない」と断言できるほどの確信を持っていなかった。しかし、原田氏の話を聞くうちに、私が想像していたよりもはるかに厳しい審査を経て、農薬が登録されることを知った。過去を振り返ると私は長く残留農薬のリスクに関わる記事を書いてきたが、農薬の審査過程を詳しく報じたことは一度もなかった。これでは読者が農薬に不信感を抱くのも無理はないとも感じた。

考えてみれば、民間企業が農薬の試験データを国に提出する際、試験の多くは第三者機関にゆだねられたものだ。しかも随分と厳しいＧＬＰ基準（優良試験所規範）が適用されているため、企業が勝手に数値を改ざんする余地はない。そういう意味では一大学の研究者が行った試験よりも信頼性が高いと言えるのだが、残念ながら知的財産がからむせいか、非公開となっている。この非公開が疑念を生む一因なのを考えると、農薬と発達障害といった論争の核心部分については、部分的に公開するとか何か策が必要ではとも感じた。

子どもたちの神経発達障害と関わりがあるのではと一部の環境市民団体から疑われているネオニコチノイド系農薬の再評価が食品安全委員会や農林水産省で行われている。国がどんな研究報告を審査して結論を出しているかに関して、メディアにわかりやすく説明して透明性を確保すれば、記者たちの疑念も払拭されるのではないか。

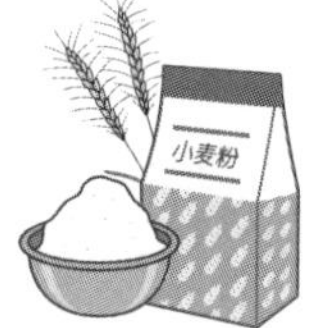

検証

リスク3

遺伝子組換え食品

「危ない」という情報だけが
報道されるが、
遺伝子組換え食品は
すでに不可欠になっている。

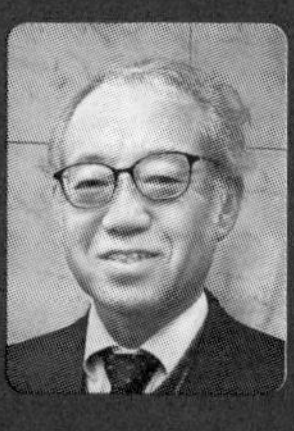

田部井 豊
東洋大学 食環境科学部 客員教授

聞き手 小島正美

田部井 豊 たべい・ゆたか
1958年宮城県生まれ。宇都宮大学農学部卒業。農林水産省農林水産技術会議事務局課長補佐、農研機構生物機能利用研究部門遺伝子利用基盤研究領域領域長などを経て、2022年4月から東洋大学食環境科学部食環境学科教授。2024年4月より現職。

遺伝子組換え作物の実像とは

いまだ遺伝子組換え（ＧＭ＝Genetically Modifiedの略）作物への誤解は多い。ＧＭ作物は、別の生物（細菌や動植物）から取り出した有用な遺伝子を組み入れることで新たな性質を獲得した動植物のことだ。外部の生物の遺伝子を利用することで従来の品種改良ではできなかった新たな形質を生み出すことができる。農薬の使用量の削減や収量の増加など数多くの利点が明らかになっているが、正しい実像はなかなか伝わっていない。そこで、長年にわたり農林水産省所管の研究所で遺伝子組換え作物の研究と環境影響、ゲノム編集食品の取り扱い方針の策定などに携わってきた田部井豊・東洋大学客員教授にＧＭ作物の真実を聞いた。

行政は反対派の勢いに勝てなかった

――遺伝子組換え作物（ＧＭ作物）のＧＭは、英語のGenetically Modified（遺伝的に改変された）の略です。１９９６年にアメリカで初めて栽培され、その年から日本にも輸入されるようになりました。すでに四半世紀がたちますが、いまだに誤解や不安は多いようです。なぜ、ネガティブなイメージがずっとつきまとっているとお考えでしょうか。

田部井　20年以上にわたり、市民を対象とした説明会（サイエンスに関するコミュニケーション）

に携わってきましたが、一番印象に残るのはやはり、反対運動の影響が大きかったことです。反対派は野党の政治家にも働きかけて国会で質問をするなど、とにかく活発でした。また、人の脳はそもそも危ないという情報に反応しやすいので、いくら科学的に安全だといってもなかなか受け入れてもらえない空気が長く続いてきたと感じています。

――確かにそうですね。改めてなぜGM作物が安全かを説明していただけますか。

田部井　遺伝子組換え作物の食品としての安全性は、評価対象となる遺伝子組換え作物が、すでに食経験のある既存の作物との比較ができるか（実質的同等性）を検討し、比較可能となれば、栄養成分の変化や有害な物質などが作られていないか、また外部から挿入された遺伝子が作るタンパク質が安全かどうかを専門家が審議します。その判断を受けて内閣府食品安全委員会や厚生労働省などで最終的に安全であることを確認しています。

――よく動物実験はやっているのか？　という声があります。日本で実験はあったのでしょうか。

田部井　これまで承認されたGM作物は、動物実験は不要とされていますが、東京都健康安全研究センターが遺伝子組換え大豆（グリホサートという除草剤をまいても枯れないもの）をラットに与えて、影響があるかどうかを調べています。[1)] ラットの寿命に近い2年間にわたる投与でも、組換えではない大豆を与えた群と比べて、発がん性も含めて差はなく、悪影響は認められていません。また、EUが行った2年間にわたるラットの実験でも発がん性は認められていません。こうしたラットの実験結果はヒトへの安全性の度合いをさらに高めたと言えます。すでに世界中の家畜（牛、豚、鶏）は1996年から28年間、組換え飼料を食べ続けていますが、何の悪影響も出ていません。

――4つの政府機関が審査し、さらに動物実験や家畜が食べているという点でも安全だというわけですね。西欧はGM作物に厳しいと言われていますが、流通はしているのでしょうか。

田部井　西欧の政府でもGM作物の安全性は確認され、家畜の飼料などの形で流通しています。スペインやポルトガルでは実際に栽培されています。

――環境への影響も調べていますか。

田部井　もちろんです。日本では環境省と農林水産省がしっかりと調べています。GM作物で有害な物質が作られていないか、花粉との交雑などによって、在来種を駆逐しないか、また在来種の生育を阻害しないかなどをカルタヘナ法[※1]に基づき調べ、さらに、国内の野生動植物への影響があるかどうかを調べ、問題がないことを確認したうえで輸入や栽培を承認しています。

さらに言えば、GM作物は1996年に流通し始めてから30年近くたちますが、健康被害は起きていません。全米科学アカデミーも900以上の文献を調べ、安全だと宣言しています。こういうさまざまな議論を重ねて安全性が確認されたうえでGM作物が流通しているということをぜひ知ってほしいです。

――私の知り合いの化学専攻の先生は「GM作物は世界で最も安全な食品だ」と言っています。その理由は世界中の政府機関や科学者が安全かどうかを徹底的に調べているからだそうです。なるほどと思いますが、メディアがそういう肯定的な話をなかなか伝えないことも、ネガティブなイメージが消えない要因のひとつですね。では、的確な情報を伝えるべき立場の行政の側には問

※1　2003年、生物多様性条約特別締約国会議で「生物の多様性に関する条約のバイオセーフティに関するカルタヘナ議定書（カルタヘナ議定書）」が締結された。遺伝子組換え生物の国境を越える移動で生物多様性に悪影響が出ないような措置を規定したもの。これを受け、日本では各種措置を定めたカルタヘナ法が2004年に施行された。

題はなかったのでしょうか。

田部井　いま思えば、行政の側も反対する人たちの強い抗議や反発にひるみ、国会質問などが出ることを嫌っていました。「あまり反対派を刺激するな」みたいな消極的な姿勢もありましたね。結局、行政と政治（与党政治家）が一緒になって理解を進めていくんだという強い姿勢がなかったことが、今もなお理解が進んでいない要因ではと感じています。

一部の自治体は実質的な禁止条例

――市民の反対運動だけでなく、自治体までが条例を作って、GM作物の栽培を実質的に禁止しようとした動きもありましたね。

田部井　おっしゃる通り、地元の議員や反対派の市民団体に押される形で北海道や新潟県、岩手県などの自治体が条例や指針を作り、栽培を困難にする動きもありました。こうした自治体の動きはGM作物の理解促進にとって大きなマイナス要因でした。

――ということはGM作物を栽培した生産者はこれまでにゼロだということでしょうか。

田部井　すでに承認されたGM作物は安全で環境への影響もないため、法律的にはだれでも改めて国の許可を得ることなく栽培することが可能です。しかし、残念ながら、日本国内では民間会社や公的研究機関の試験栽培、一部のGM花き類（青いバラなど）を除き、いまだに商業目的でGM作物が栽培されたことはありません。

――仮に私が栽培しようとしたら、国が「だめです」とは言えないわけですね。

田部井　そうです。ただ難しいのは、仮にだれかが栽培しようとすると、その周囲から「風評被害が心配だから、やめてくれ」といった声が強くなることが予想されることです。かつて、茨城県で一部の農業生産者が野外で試験的に除草剤耐性大豆を栽培したところ、市民団体の反対に遭い、畑がつぶされてしまった被害体験もあります。これではだれも最初にやろうとはしませんね。

家畜の飼料と食用油の原料はほぼGM作物

——やはりGM作物の正しい姿がちゃんと伝われば、生産者の栽培意欲も、消費者の意識も変わってくるのではと思います。まずはGM作物がいま日本でどれくらい流通し、どんな用途に使われているかを教えてください。

田部井　日本はアメリカやブラジル、カナダなどからトウモロコシ、大豆、ナタネ、綿を輸入していますが、どれもかなりの割合で9割近くが遺伝子組換え（GM）です図表1。この4品目を

図表1　日本に輸入される主な遺伝子組換え作物

作物	日本への主要な輸出国 ＊カッコ内は各国の2021年GM作付比率	作物の総輸入量（単位：千トン）	うち組換え作物の推定輸入量（単位：千トン）	組換え作物推定輸入比率
トウモロコシ（自給率0%）	アメリカ（93%） ブラジル（88%） アルゼンチン（98%）	15,271	13,271	87%
大豆（自給率6%）	アメリカ（95%） ブラジル（98%） カナダ（80%）	3,503	3,279	94%
ナタネ（採油用）	カナダ（95%） オーストラリア（22%）	2,101	1,373	65%
綿（採油用）	オーストラリア（99%） アメリカ（97%） ギリシャ（0%）	107	88	83%
	合計	20,982	18,012	86%

出典：バイテク情報普及会ウェブサイト
https://cbijapan.com/about_use/usage_situation_jp/

日本に輸入されるトウモロコシ、大豆の約９割は遺伝子組換えとなっている。

合わせると1800万t近いGM作物を輸入していると推定されます。日本の米の生産量は約670万t（2022年）ですから、日本は世界でも有数のGM作物輸入大国と言ってよいでしょう。

大豆も約350万t輸入されていますが、その約9割はGMです。みそや豆腐の原料は組換えではない大豆が使われていますが、大豆油の約9割はGMです。同じくナタネ油もほとんどがGMです。

日本の飼料用トウモロコシの自給率はほぼ0％です。輸入するトウモロコシの約8割は牛や豚、鶏など家畜の飼料に使われ、残りは加工食品や甘味料などに使われていますが、北海道の酪農をはじめ畜産の飼料のほとんどはGMです。

――お話を聞いていると、もはや日本の畜産業や食用油はGM原料なしでは成り立たない状況ですね。日本では組換え原料を使った場合、事業者は「組換えです」と食品に表示することが義務付けられていますが、スーパーに行くと「組換えです」との表示は見かけません。なぜ、「組換え」という表示は見かけないのでしょうか。

田部井　最終製品の食用油には、原料として使われたGM大豆やGMナタネなどへ導入した遺伝子は残っていません。つまり、検出されないのです。言い換えると、食用油の原料がGMかどうかを検知する方法がないため、表示義務の対象外なのです。同様に家畜の飼料として使われたGM作物も、その牛肉や豚肉などには元の遺伝子は残っておらず、表示の対象外です。

「組換えでない」表示は厳格化

――つまり、大量に輸入されたGM作物の大半は、食用油、家畜の飼料、甘味料などに使われ、表示の対象外なのですね。道理で大量に流通している姿が見えないわけですね。ただ最近は表示制度が変わったそうですが、何が変わったのでしょうか。

田部井　GM食品に関する表示制度は2001年にスタートしました。その制度では、ある加工食品の原料のうち、GM原料の意図しない混入が「5％以下」であれば、事業者は「組換えでない」と任意で表示することができました。つまり、GM原料が3％混じっていても「組換えでない」と表示できたのです。それはおかしいという意見は当初からありましたが、徐々に強くなり、2023年4月から、任意の表示に関する食品表示基準が変わり、「不検出」の場合しか「組換えではない」と表示できなくなりました。

その結果、最近は「組換えではない」という表示は激減し、代わって「分別生産流通管理済」とか「遺伝子組換え混入防止管理済」といった表示が目立つようになりました。これまで消費者の意識には「『組換えでない』と表示されているのは危ないからだ」と誤解しているケースも見られました。この不安感情を促し、優良誤認を与える「組換えでない」という表示が減ったことで、消費者の意識が好転してくれることを期待したいです。

港でのこぼれ落ちも問題なし

――ＧＭ作物への反対はいろいろありますが、カナダなどから輸入されたＧＭナタネの種子が日本の港でこぼれ落ちて繁殖し、近縁の在来種を駆逐するのではという反対の声があります。その点はどうでしょうか。

田部井　種子のこぼれ落ちに関しては、農林水産省や環境省が２００６年頃から、遺伝子組換えセイヨウナタネや大豆について、鹿島港、名古屋港、四日市港、神戸港など8港で環境調査を行っています。２０２２年度の農林水産省の遺伝子組換え植物実態調査結果によると、セイヨウナタネは一部（77カ所）で種子から芽が出て生育していましたが、生育面積や株数を調べた結果、生育面積が増えて繁殖していることはなく、在来種との交雑も認められていません。組換え大豆も、1港の2カ所で生育していましたが、近縁の豆類との交雑もなく、生育範囲が拡大していることもありませんでした。種子はトラックの荷台の隙間からこぼれ落ちたりするので、最近は隙間ができないよう溶接された荷台のトラックも現れ、鹿島港周辺（茨城県）では種子のこぼれ落ちは確認できなくなっています。

オオカバマダラはどうなったか

――種子のこぼれ落ちによる生態系への影響はないわけですね。生態系への影響と言えば、アメリカで遺伝子組換えトウモロコシの花粉を食べたチョウの「オオカバマダラ」が死んだというニュースが記憶に残っています。その後、どうなったのでしょうか。

田部井　1999年、科学誌『ネイチャー』に「トウワタの葉に組換えトウモロコシの花粉をまぶして、オオカバマダラの幼虫に与えて生存率を調べたところ、4日後に44％が死亡した」という論文が載りました。この組換えトウモロコシにはチョウ目昆虫を殺すBtタンパク質を作り出す遺伝子が組み込まれていますので、確かにチョウが食べれば死ぬことは事実です。しかし、そもそもオオカバマダラはトウモロコシを食べる害虫ではありませんし、自然界で幼虫が花粉を食べることも考えにくいです。また、チョウが飛来する時期とトウモロコシの開花期は異なります。

実験室で幼虫に無理やり食べさせれば、生育に影響するのは想定内のことです。その後、多くの調査研究が実施され、科学的な検証の結果、「実験室レベルでは影響が見られるが、自然界では個体群への影響は無視できる」と結論付けられています。最近はオオカバマダラの数は増えているとの報告もあります。

――そうだったんですね。大事な話ですが、そういうよいニュースは見かけませんね。

田部井　そこがメディアのよくない点だと感じています。メディアは、危ないという結果が出たときは大きく報じるのに、安全だとわかったときはなかなか報じてくれません。これではGM作物に関する危ない印象ばかりが人々の記憶に残ってしまいますね。

――確かにメディアにはそういう習性がありますね。ところで、いまBtタンパク質という言葉が出てきました。遺伝子組換えトウモロコシの実、葉、茎にこのBtタンパク質が含まれているということですが、人が食べても大丈夫なのでしょうか。

田部井　Btタンパク質は、殺虫性を発揮する土壌細菌から見つかった遺伝子が作り出すタンパク質のことです。昆虫を殺す作用を持っていますが、極めて限られた昆虫を殺すもので、チョウ目昆虫を殺すBtタンパク質はカブトムシなどのコウチュウには影響しません。もしヒトが摂取しても、胃液で分解されますし、そもそも腸にはそれと結合する受容体がないので、ヒトへは全く無害です。このBtタンパク質は有機農業でも生物農薬の殺虫剤としてよく使われています。

ラットのがん実験は不備が多かった

――有機農業でも使われているのですね。ところで、危ないニュースと言えば、除草剤（成分名はグリホサート）をまいても枯れない組換えトウモロコシをラットに2年間食べさせたら、高い率でがんが発生したというニュースも記憶にあります。あれはどうなったのでしょうか。

田部井　２０１２年にカーン大学（フランス）のセラリーニ教授が発表した実験のことですね。これも大きな話題になりましたが、このような論文が雑誌に載ったことに驚きました。なぜならこの実験は、長く飼っていると自然にがんが生じる特殊なラットを使い、試験の1群がわずか10匹と少なく（統計学的な検定が難しい）、組換えトウモロコシを与えていない群にも高い率でがんが生じているにもかかわらず、その点には全く言及してないなど数多くの実験不備や問題点があったからです。当然の結果、この論文は後日雑誌から取り下げられました。

その後、ＥＵ（欧州連合）は通常のラットを使い、同様の再現試験（1群50匹）を行い、「発がん性はない」とする決定的な研究結果を２０１９年に公表しています。日本の内閣府食品安全委員会もセラリーニ氏の実験には不備が多く、「発がん性なし」との結論を公表しています。

大きなメリットは農薬の削減と収量の増加

――ことごとく否定されたわけですね。しかし、今もネットではセラリーニ氏の実験でがんになったラットの写真が出てきます。やはりメディアがしっかりと続報を伝えることがとても重要だと痛感します。ここから話を変えて、どんなGM作物がどのように世界で普及しているかを教えてください。

田部井　GM作物は現在、アメリカ、カナダ、メキシコ、オーストラリア、ブラジル、アルゼンチン、イン

図表2　1996年–2023年までの作物ごとの栽培面積の推移

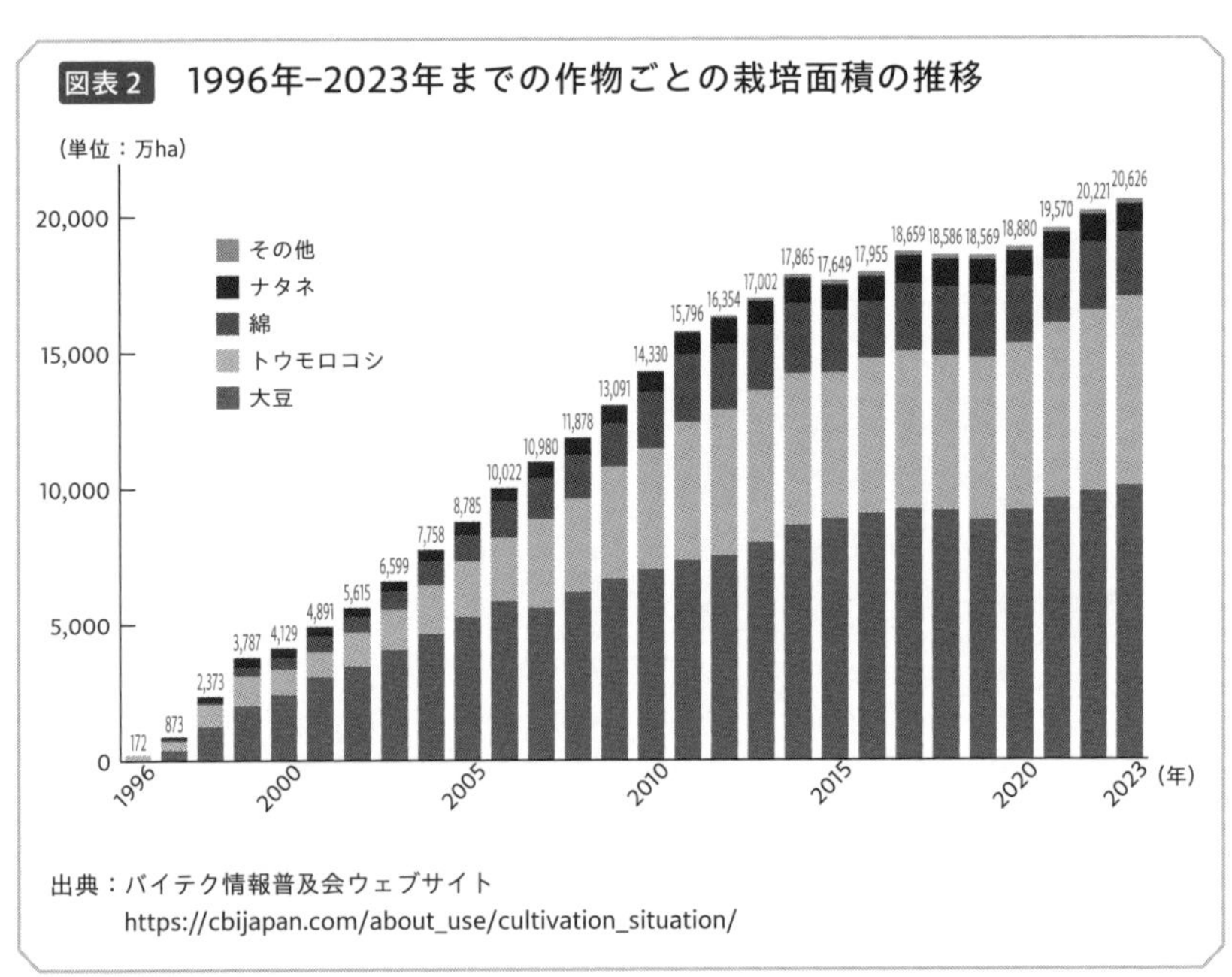

出典：バイテク情報普及会ウェブサイト
https://cbijapan.com/about_use/cultivation_situation/

遺伝子組換え作物（主にトウモロコシ、大豆、ナタネ、綿）の栽培面積は世界26カ国で約２億600万ha（2023年時点）に上る。

ド、フィリピン、ベトナム、スペインなど約30カ国で栽培されています。その総面積は年々増え、約2億600万haにまで増えました図表2。これは日本の国土面積の約5・5倍です。主要なGM作物は大豆、トウモロコシ、ナタネ、綿です。主な形質は「特定の除草剤をまいても枯れない」「害虫に抵抗性を示す」などです。国ごとの特徴もあり、ハワイではウイルスに強い組換えパパイヤが広く流通し、バングラデシュでは害虫に強いナスも広く普及しています。

――これだけ世界的に普及していくのは、生産者にとって大きなメリットがあるからですね。

田部井　その通りです。まず安全性についてですが、アメリカの「全米科学アカデミー」は過去20年間の文献を精査した報告書を2016年に出しています。それによると、これまで健康被害の報告はなく、がんや自閉症、肥満症などを引き起こす科学的証拠はないと報告しています。そして、害虫防除のために殺虫剤を使う頻度が減ったことなどから、農薬の使用量が確実に削減され、収量の増加（生産性の上昇）がもたらされました。農薬散布が減ることは労働時間が減るだけでなく、農薬散布のための動力機の使用も減ることになり、化石燃料の節約や二酸化炭素の削減にもなります。農薬の使用削減は生物多様性の保全にも貢献しています。

不耕起栽培は地球温暖化防止にも貢献

――GM作物は環境保全にも貢献しているのですね。化石燃料の削減にも寄与していることは意外に知られていませんね。

田部井　さらに言えば、GM作物は地球温暖化の防止にも貢献しています。その意味でぜひお伝えしたいのが「不耕起栽培」の普及です。文字通り、耕さない栽培法です。一般的に生産者は播種前に土壌を耕します。その主な目的は、生え始めた雑草の防除です。しかし、土を耕すと風雨などで土壌が流失し、土壌に閉じ込められていた炭素類が大気中に逃げて、大気中の二酸化炭素を増やすことになります。二酸化炭素が増えれば、地球の温暖化を促すことになります。

――耕すことが当たり前のように思っていましたが、耕さずに種子がまければ、確かに土壌は守られますね。これがなぜGM作物と関係するのでしょうか。

田部井　「不耕起栽培」を進めるうえでの最大の問題点は雑草防除です。しかし、それを解決してくれるのが、除草剤をまいても枯れない除草剤耐性GM作物（大豆やトウモロコシ、ナタネ、綿）なのです。この除草剤耐性GM作物は、雑草が少々生えていても、土壌に種子をまくことができます。なぜなら、作物が育ったあとで除草剤をまけば、雑草だけが枯れて、作物は収穫できるからです。つまり、除草剤耐性GM作物は作付前の耕作を不要にし、土壌中の炭素類を閉じ込めておくことを可能にするのです。また、いま世界では土壌の浸食（流失）が大きな問題になっていますが、不耕起栽培は風雨による土壌の流失を防げるため環境保全としても重要です。

――今の話を聞いているとGM作物の普及は、環境保全や食料の安定確保などを謳ったSDGs[※2]に貢献していますね。

田部井　その通りです。GM作物は、大規模な農家にしかメリットがないかのような情報も流布していますが、そんなことは全くなく、所有面積が1～2haしかない途上国の零細農家にとっても、農薬コストの削減、収量増加、生活の向上をもたらしています。これも貧困の改善というS

※2　持続可能な開発目標。Sustainable Development Goalsの略。2015年に国連総会で採択された17の目標（貧困の撲滅、安全な水とトイレの世界中の普及、ジェンダーの平等、気候変動への対策など）からなる。

ＤＧｓの目標にかなうものです。

画期的なスギ花粉症緩和米

――ＧＭ作物がＳＤＧｓを達成する手段になるわけですね。見方を変えて、消費者にとってメリットがあるＧＭ作物の例はあるのでしょうか。

田部井　まずあげられるのは、遺伝子組換え技術で誕生した「スギ花粉症緩和米」でしょう。ご飯を食べるだけでスギ花粉症が改善されるという画期的なお米です。農林水産省所管の農業・食品産業技術総合研究機構（農研機構）が開発しました。これはスギ花粉症の原因物質の一部を米の胚乳で作らせるものです。この米を毎日、少しずつ食べれば、花粉への抵抗力（脱感作を誘導）がつくようになって、スギ花粉に反応しにくい体質に改善されていくという仕組みです。このスギ花粉症緩和米は免疫細胞が多く集まる腸の免疫活性を利用した原理なので、リウマチやハウスダストアレルギーのような、他の免疫疾患にも応用できる米にもつながる可能性があります。

国民病と言われるスギ花粉症に悩む患者の生活の質（ＱＯＬ）を改善し、治療などにかかる医療費の削減が可能になることを考えると、日本いや世界にとって革命的だといってもよいお米だと言えます。しかし、厚生労働省が２００７年に「医薬品として扱うべきだ」との見解を示したため、残念ながら実用化は進んでいません。２０２３年に政府が再度、実用化を目指す方針を出し、農林水産省が主体となって進めることになりました。農林水産省や各行政機関が一丸となって力強く進めてほしいものです。

この他、血圧を調整する遺伝子組換え稲の「ノボキニン蓄積米」もあります。この米は高血圧のときに特異的に血圧を下げる働きを持つノボキニンペプチドというタンパク質を可食部（胚乳）に蓄積させた稲です。日本の高血圧患者は４０００万人以上と言われています。お米を食べることで、もし１％の人でも高血圧を改善できれば、医療費の削減など大きな経済効果も期待できます。ただ実用化は先のようです。

消費者にメリットの大きいゲノム編集食品

――ここ数年、外部から遺伝子を組み込むのではなく、動植物自身が持っている遺伝子の一部をピンポイントで変えたりして、有用な形質を生み出す「ゲノム編集技術」が注目されています。すでに日本では血圧上昇を抑えるトマト（製品名はシシリアンルージュハイギャバ）、身の多い肉厚のタイ、成長の速いフグが市場で流通しています。その他に毒の少ないジャガイモ、商品価値を落とす穂発芽（雨などで穂の時期に芽が出る現象）を抑える小麦、成長の速いヒラメも開発されています。これらは今後どうなっていくでしょうか。

田部井　ゲノム編集技術にもいろいろなタイプがあります。現在開発されているゲノム編集食品は、外部からの遺伝子は入っておらず、目的の遺伝子を変異させたもので、外部から遺伝子を挿入した遺伝子組換え食品とは違います。動植物がもともと持っている遺伝子が自然界の放射線などで自然に変異することは珍しくありません。従来の品種改良も自然界で起きる突然変異を利用しているため、ゲノム編集食品は従来の品種改良と変わらず、法的な安全性の審査は不要となりました。とはいえ、事業者がゲノム編集食品の販売を国へ届け出たときには、国は遺伝子配列などがわかる研究開発データを詳しく調べ、「遺伝子のどこがどう変異したか」「新たに有害な物質が生じていないか」などを精査する確認作業を行います。これは実質的な審査とも言えます。

ＧＭ作物との大きな違いは、日本で流通するＧＭ作物は海外の大企業が開発したものですが、ゲノム編集食品は日本の大学の研究者や日本人のベンチャー企業が開発したという点です。

遺伝子を変えるという点に不安を感じる人はいるかと思いますが、ゲノム編集技術は自然界でも生じる突然変異と同じことを、目的のＤＮＡ配列に対して効率的に行っているものです。ゲノム編集食品の普及を突破口に遺伝子組換え食品の理解が進むことを期待したいです。

――最後になりますが、GM作物やゲノム編集食品の理解が進むためのご提案はありますか。

田部井　なかなか難しい質問ですね。たとえば、もし日本でも除草剤耐性のＧＭ稲が栽培されれば、除草作業が軽減されることが確実にわかります。そして、稲の直播き栽培が可能となれば、耕作や除草などの重労働が減り、若者ほどの体力のない高齢者でも稲が栽培できるというメリットがはっきりと目に見えてきます。害虫抵抗性のＧＭトウモロコシも一度栽培してみれば、殺虫剤の使用が激減することがわかるはずです。強い日本の農業を目指すなら、国が強い意志を持って、ＧＭ作物やゲノム編集食品のメリットを示していけば、無関心層にもよいイメージをもたらし、消費者の行動を変容させることができると信じています。まずは、お手本となる先進例を見せること、そしてメディアがそれをしっかりと伝えてくれれば希望はあると思っています。

出典　1）坂本義光ほか：食品衛生学雑誌 Vol.48（3），41-50（2007）

取材を終えて

現場を見て初めて覚醒した私！

実は私は2001年までは遺伝子組換え作物に反対する記事をよく書いていた。「GM作物を栽培しても、農薬の削減にはならない」「収量は増えない」などの理由で反対派の主張をそのまま記事にしていた。しかし、2002年にGM作物を栽培するアメリカ中西部へ取材に行き、複数の農家から「農薬の使用が減った」「収量も増えた」「殺虫剤を使わなくても栽培でき、自分自身の健康にもよいことがわかった」などの声を聞き、自分の考えが浅かったことに気づいた。その後、スペインやフィリピンにも取材を続け、わずか1haの農地しかない零細な農家から「収量が増えて生活が楽になった」「農薬をまく手間が大幅に減った」などの声を聞き、途上国の農家にも経済的なメリットがあることを確信した。

考えてみたら、それまでは一度も現場を見ることもなく、ある特定の学者の論文をもとに記事を書いていた。以来、GM作物の現場を伝え始めたが、いまだに伝えきれていない。消費者とのコミュニケーションを豊富に経験し、現場をよく知る田部井先生の話を本章で何度も繰り返し読めば、私が現場を見て覚醒したようにGM作物のメリットは確実に理解できるはずだ。ぜひ何度も読み返してほしい。

現在、日本政府は成長の速いフグや健康によいトマトなどゲノム編集食品の理解促進に力を入れている。まずは記者たちを生産現場に連れて行き、研究開発のねらいを情熱的に語る場面を作ることが大事だろう。

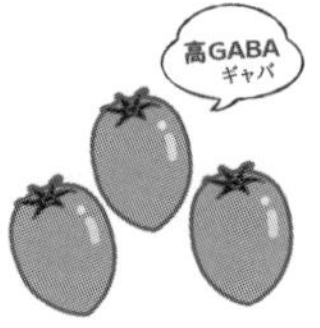

検証

リスク4

食の放射能汚染

「安心」は、納得できる
自身の判断からしか生まれない。
事実、我々は毎日トリチウムを食べている。

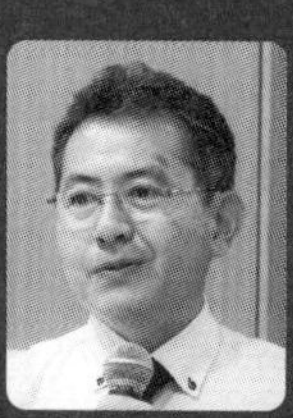

田内 広
茨城大学 理学部教授

聞き手 小島正美

田内 広 たうち・ひろし
1962年広島市生まれ。広島大学大学院理学研究科修了。広島大学原爆放射能医学研究所助手などを経て、茨城大学理学部教授。専門は放射線生物学・腫瘍生物学。経済産業省の「多核種除去設備等処理水の取扱いに関する小委員会」委員などを歴任。

トリチウム水海洋放出のリスクはどれくらいか

東京電力福島第一原子力発電所のタンクに貯蔵されている「トリチウム」を含む処理水の海洋放出が2023年8月に始まった。処理水とは、2011年の原発事故で溶け落ちて固まった核燃料を冷却したあとの水に含まれることが想定される62種類の放射性物質について、「多核種除去設備」(ALPS＝アルプス)で排水基準以下に浄化処理したことが確認された水のことだ。ただ、トリチウムだけは除去できず、海水で薄めて海洋に放出されている。

そこで関心を集めているのが、このトリチウムを海に放出して本当に危険性はないのかという議論だ。2023年夏の放出時には、懸念されていた国内の風評被害はほとんど生じなかったが、トリチウムの海洋放出は今後、30年以上も続くだけに、いつまた風評が再燃するかしれない。大事なことは、皆がトリチウムに関する科学的な知識を身につけておくことだ。そこで放射線と生物の影響に詳しい田内広先生に聞いた。

江戸時代にもトリチウムは存在した

――田内先生は放射線のリスクに関する講演を各地で行っていらっしゃいます。「NPO法人食の安全と安心を科学する会(SFSS)詳しくは253ページ」が主催したフォーラム(2023年

6月）の講演では、「江戸時代でも日本人はトリチウムを摂取していたのか」といった質問を冒頭で会場参加者に投げかけられました。まずは、トリチウムに関するおおよそのイメージを持ってもらうために、江戸時代の人はトリチウムを体内に取り込んでいたかどうかを教えていただけますか。

田内　結論から言いますと、江戸時代の人たちも大気や川の水からトリチウムを体内に取り込んでいました。そう言うと、びっくりされるかたがいるかもしれませんが、実は、江戸時代の大気にも、川にもトリチウムは存在していました。

なぜかと言えば、トリチウムは自然界で発生しているからです。宇宙からやってくる放射線（主に中性子）が地球の大気中の酸素や窒素と反応すると、放射性物質のトリチウムが生成されます。この地球上で自然に生成されるトリチウムの量は、1年間でおよそ7京ベクレルもあります（ベクレルは、1秒間に放射線を出しているトリチウム原子の数に相当）。地球全体の存在量は、10の18乗ベクレルにもなります。18乗といっても、ピンとこないかもしれませんが、10の6乗が100万、9乗が10億、12乗が1兆で

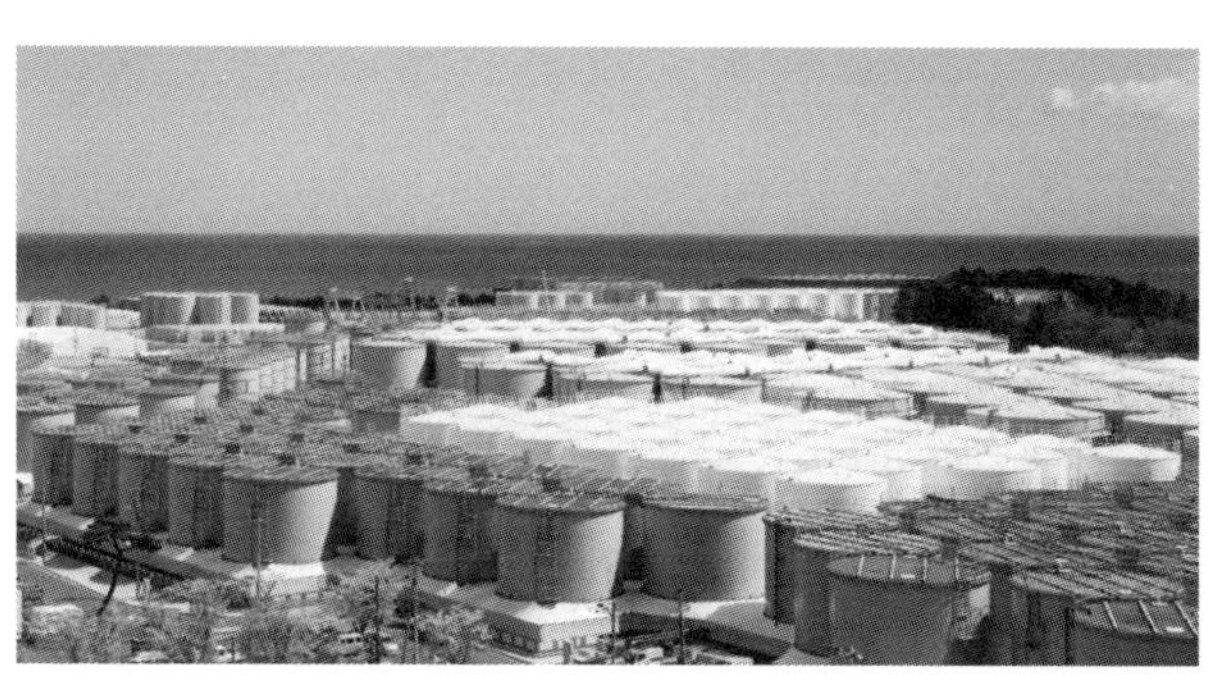

福島第一原子力発電所の処理水を貯める1046基のタンク。処理水の総量は約133万㎥（2024年3月28日現在）。（写真／東京電力）

すから、18乗は1兆の100万倍（100京）にあたる量です。ものすごい量ですね。こうして大量に生まれたトリチウムはそのままの形で存在することはなく、すぐに大気中の酸素と反応し、トリチウム水として自然の大気・水循環に取り込まれます。

こういうわけで、私たちの体内にも、海や川、飲み水にも、トリチウムは昔から存在していたわけです。

1960年代は今の100倍もあった

――なるほど、トリチウムはそもそも自然界に存在するということですね。では、大気中に存在するトリチウムはずっと一定の量だったのでしょうか。1960年代には、よく「雨にあたると頭がはげる」と言われていました。あの頃の大気と今は違うのでしょうか。

田内　全く違います。今の日本の雨水には1リットルあたり0・5～1ベクレル程度のトリチウムが含まれています。これは、もともとの自然のレベルに近い値です。ところが、1960年代には1リットルあたり100ベクレル以上のトリチウムが含まれていました。当時は、核保有国が大気圏で核実験をやっていましたから、核分裂で生じるトリチウムが世界中にばらまかれていたのです。福島第一原発事故後によく話題になった放射性セシウムは、この頃にも世界中にばらまかれました。

雨に含まれるトリチウムの濃度の過去50年間の推移は、**図表1**を見てください。これを見ると、1960年代には今よりも100倍も多かったことがわかります。「雨にあたるとはげる」という言い方は間違っていますが、当時、雨に放射線物質が含まれていることが懸念されていた様子がうかがえます。

——核実験で降り注いだトリチウムの健康影響はあったのでしょうか。

田内　核実験で地球に降り注いだトリチウムが人の健康に影響を与えたかどうかは、当時子どもや若者であった団塊の世代が、特段の健康影響もなく、今も元気であることから判断できると思います。こういう過去の状況を知ることで、いま話題になっている濃度のトリチウムにリスクがあるのかどうかがおおよそ理解できると思います。

「原子放射線の影響に関する国連科学委員会」（ＵＮＳＣＥＡＲ）の２０１６年報告書には、その後の原子力利用を含めた疫学調査の結果に関する論文情報が記載されています。それによると、これまでに原子力施設周辺でトリチウムによって、小児白血病をはじめとするがんが増えたといった科学的事実はありません。

図表1　降水中のトリチウム濃度の推移（千葉・東京）

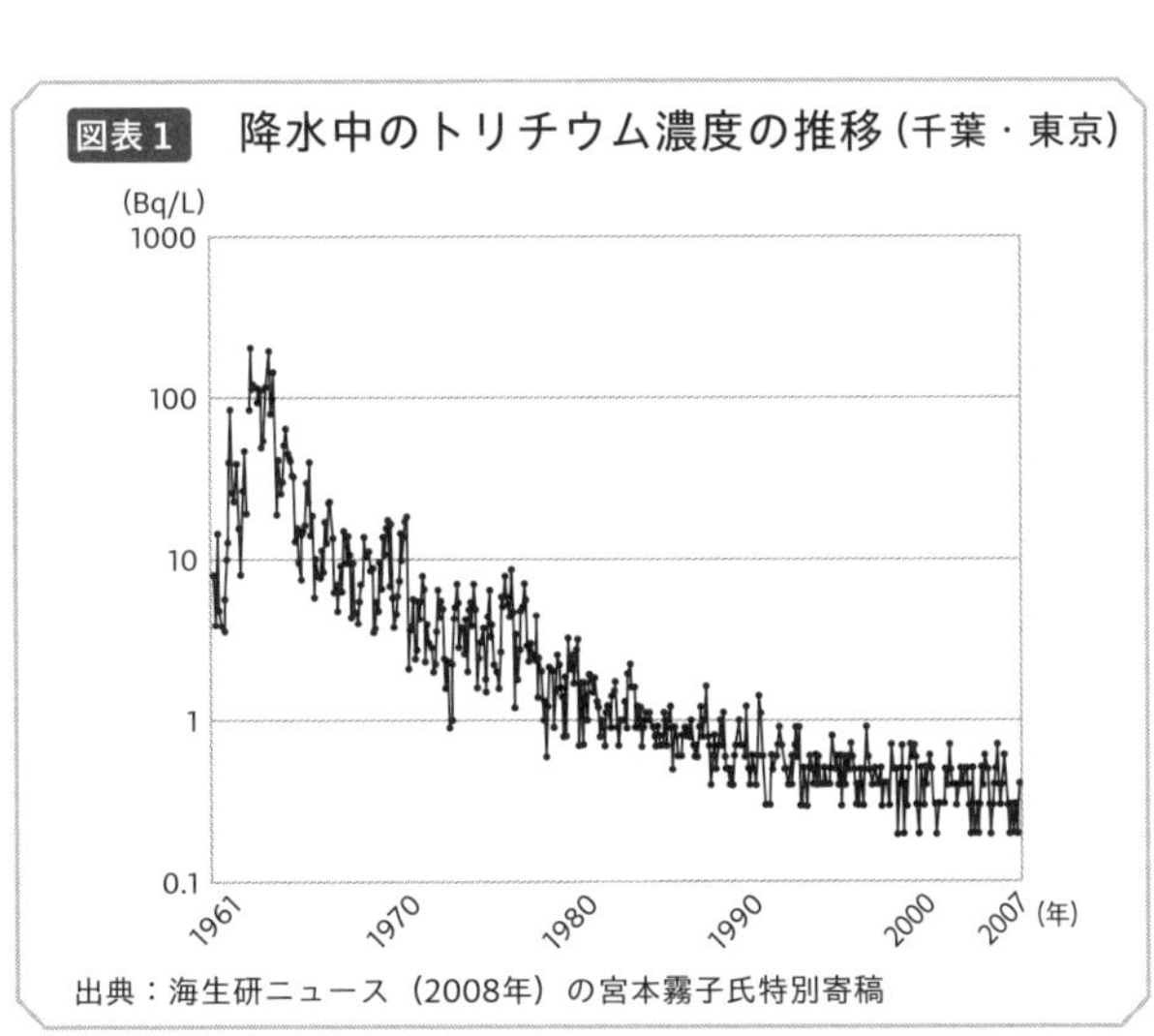

出典：海生研ニュース（2008年）の宮本霧子氏特別寄稿

雨に含まれるトリチウムの量は、大気圏で核実験が行われていた1960年代のほうが100倍も多かった。

ちなみに、これまでの説明で出てきた「ベクレル」という単位は、トリチウムのような放射性物質の量の単位です。1ベクレルは、1秒間に放射線を出して崩壊する原子の個数です。ベクレルと人への影響をはかるシーベルトの関係については、あとでまた解説します。

トリチウムのベータ線は皮膚を貫通できず

――おっしゃる通り、過去の状況と現在の状況を比べることは大事ですね。ただそれでも、放射性物質というだけで、やはり危ないイメージがあります。トリチウムから出てくる放射線の特徴は何でしょうか。

田内　トリチウムは三重水素とも言い、元素としては水素の仲間です。図表2を見てわかるように、通常の水素は陽子1個と電子1個で構成されていますが、トリチウムは陽子の他に中性子を2個余分に持っています。中性子をひとつ余分に持つ重水素は安定していますが、トリチウムは不安定なので、安定した状態になろうとして、ベータ（β）線と呼ばれる放射線を放出します。ただし、トリチウムが出すベータ線のエネルギーは極めて小さく、紙1枚を通過することもできず、人の皮膚を貫通することもできません。

図表2　水素、重水素、三重水素（トリチウム）の原子構造

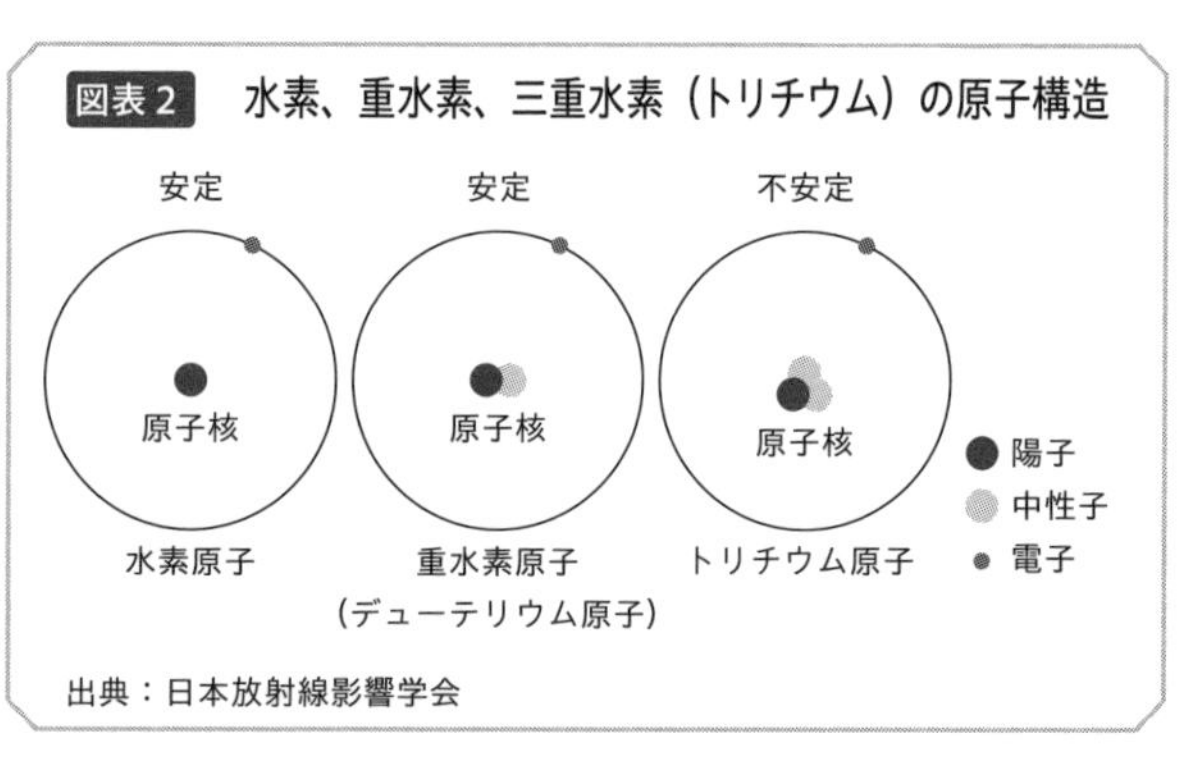

出典：日本放射線影響学会

トリチウムは陽子の他、中性子を2個余分に持っていて、不安定なため、放射線を出して安定した状態になろうとする。

このため、トリチウムからのベータ線の影響は、人の体の外部（外部被ばく）からではなく、体内に摂取・吸収された場合の内部被ばくが問題になります。ただ、水分子のトリチウムは体内に取り込まれても、平均10日程度でその半分が尿や便を通じて体外に排出されます。これを生物学的半減期といいますが、トリチウムが体内にそんなに長くとどまっていることはありません。

——体内の半減期は意外に短いですね。

田内　確かにそうなのですが、別の半減期もあります。放射性物質はどれも時間が経つにつれて弱まっていきますが、その放射性物質が半分になるまでの期間を「物理学的半減期」といいます。トリチウムの物理学的半減期は約12年です。12年は長いですが、体内では平均10日程度で半分になるということをぜひ覚えておきたいです。

ちなみにトリチウムのベータ線は体内に入った場合、最大で6マイクロメートル（マイクロは100万分の1の単位。0・006ミリメートル）までしか進めません。細胞の核の直径が約10マイクロメートルなので、細胞の核を突き抜けることもできません。

有機結合型のトリチウムは危ないか

——トリチウムからのベータ線の特徴はよくわかりました。しかし、処理水の海洋放出に反対する声の中には「トリチウムが体内に入ると、タンパク質のような有機化合物の水素原子と置き換わるので危ない」といった意見も聞きます。これをどう考えたらよいでしょうか。

田内　体内のトリチウムの大半は水分子の形で存在しますが、5％前後はタンパク質や糖、脂肪などの有機化合物の中に取り込まれます。このトリチウムを「有機結合型トリチウム」（OBT＝Organically Bound Tritium）といいます。この有機結合型トリチウムは多くが約40日で半分が排出され、長くても1年で半分になります。確かに水と比べれば、排出の速度は遅くなりますが、最終的には排泄され、蓄積はしません。

——ただそれでも、「体内に少しでも存在するなら、危ないのではないか」という声もあります。ごく少量のトリチウムの影響をどう考えたらよいでしょうか。

田内　そもそも人の体内には数十ベクレルのトリチウムが存在します。すでに述べたように、トリチウムの出すベータ線のエネルギーは非常に弱い。有機結合型トリチウムによる人への健康影響を同じ1ベクレルで他の放射性物質と比べてみると、放射性セシウム137の約300分の1、キャベツや米などの食品にも含まれる放射性カリウム40の約150分の1と、その影響力は相当に低い。確かに有機結合型トリチウムはトリチウム水に比べれば、影響力が大きいとも言えますが、それでも、他の放射線よりも特別に強い健康影響があるとは言えません。

線量の絶対量と線量率の違い

——それでも、海洋放出に反対する声の中には「放射線は、これ以下なら安全だという数値がないので、やはり危ないのだ」という意見が見られます。この見方をどう判断したらよいでしょうか。

田内　確かに、科学的に言えば、放射線による発がんは「これ以下なら影響がない」という境目

（専門用語で「しきい値」という）が明示できません。しかし、ごく少量の放射線（低線量）で遺伝子が損傷しても、人はそれを修復する酵素を持っていて、元通りに戻すことができます。そこで知っておきたいのは、「線量」と「線量率」の違いです。放射線をどのような状態で受けるか、つまり、同量の放射線を受けた場合でも、一度に放射線を浴びるか、長期間にわたって少しずつ放射線を浴びるかで人への影響は全く異なります。

わかりやすいたとえをあげると、あなたが一度に1000匹の蚊に襲われたらどうなるでしょうか。おそらく刺されずにやり過ごすのは不可能で、体中がかゆくなり、もしかすると病気になるかもしれません。しかし、同じ1000匹でも、1日2匹ずつ500日間にわたってやってくる場合なら、刺されないようにやり過ごす対応は可能なはずですし、刺されたとしてもその数は圧倒的に少ないでしょう。

つまり、人の健康に影響があるかどうかは、時間あたり、どれくらい有害な因子にさらされたかという「線量率」が重要なのです。放射線による発がんに「しきい値」はありませんが、身体の修復能力を考えると、1個でも放射性物質が体内に入ったら危ないということはありません。

放射線に関して、リスクを語る場合、私は「安全」という言葉を使わないようにしています。安全と聞くと、一般に人は「影響がゼロだ」と勘違いするからです。ですから、「ごく少量の放射線は安全だ」という言い方ではなく、たとえ遺伝子が傷ついていても、修復能力があるから、「健康影響は無視できるほど小さい」と言ったほうが適切だと考えています。

海洋放出による人へのリスクはあるか

——それでは、海洋に放出された処理水の影響はどう見たらよいでしょうか。これも無視できるほど小さいと言ってよいでしょうか。

田内　メディアでも報じられているように、処理水中のトリチウムは、1リットルあたり1500ベクレル未満で放出されていますし、実際の放出では1リットルあたり700ベクレルを超えないように実行されています。これはWHOの飲み水の基準値（1リットルあたり1万ベクレル）の約7分の1です。海に放出されたトリチウムはすぐに拡散するため、福島沖のトリチウム濃度は通常の海のレベルでほぼ変化しません。つまり、原発事故以前の海の状態との違いは生じないのです。

——放出前も放出後も、福島沖漁場の海水中のトリチウム濃度は約0・1〜1ベクレルだと思いますが、もし、1リットルあたり1ベクレル程度のトリチウムが含まれる水を飲んでしまったら、どういう影響があるのでしょうか。

田内　ここまでの話では、物理的な放射線量であるベクレルという単位を使ってきましたが、人への影響を判断する場合は、「シーベルト」という単位が必要になります。シーベルトは放射線の物理的な量ではなく、放射線が人に与える影響を判断する目安の量です。言い換えると、放射線によって人が受けるリスクの大きさがどれくらいかを表すのがシーベルトです。

結論を先に言いますと、1リットルあたり1ベクレルのトリチウムを含む水だけを1年間飲み続けた場合の被ばく量は、およそ0・00015ミリシーベルトになります。私たち日本人が普通に生活していて浴びる自然放射線が年間2ミリシーベルトですから、0・00015ミリはその10万分の1程度です。

自然放射線は宇宙線や大地、大気、食品からの放射線による被ばくです。東京とニューヨークを往復するだけでも、宇宙線によって0・1ミリシーベルト程度の被ばくを受けますので、この場合の0・00015ミリシーベルトがいかに小さいかがわかります。つまり、海洋放出による人への影響は無視できるほど小さいと考えてよいでしょう。

ちなみに、人が福島の海岸で泳いでも、海水中のトリチウムのベータ線は体内に届きませんから、海水浴にも影響はありません。

――人への影響はなくても、ヒラメやタイなど魚介類にトリチウムが濃縮することはないでしょうか。

田内　環境科学技術研究所の実験で、トリチウムが海洋生物に濃縮しないことが明らかになっています。トリチウム水が含まれる海水で魚介類や海藻を飼うと、海水の濃度までは体内濃度が上がりますが、それ以上に濃縮していくことはありません。この結果は、東京電力が行ったヒラメを飼育する実験でも確認されています。農薬のＤＤＴやダイオキシン類などは食物連鎖を通じて生物に濃縮していくことが知られていますが、トリチウムに関しては、そうした食物連鎖を通じた濃縮はないのです。

ベクレルとシーベルトの関係

――海洋に放出されるトリチウムの量は年間22兆ベクレル未満と決められていますが、このベクレルの数字が「兆」とつくだけに、この数値の大きさにびっくりする人がいると思います。この数値の意味をわかりやすく説明することは可能でしょうか。

田内　確かに、「兆」という単位が出てくると大きな影響があるようなイメージを与えますね。ここで重要なのは濃度なのですが、それに加えて、同じベクレルの数値でも、放射性物質の種類によって人への影響は異なることも知っていただきたいです。

1ベクレルのトリチウムを人への影響指標であるシーベルトに換算する係数がありますが、この換算係数はトリチウムとセシウムではケタが違います。1ミリシーベルトに達するセシウムのベクレル数は約7万ベクレルですが、トリチウムはおよそ5000万ベクレルにもなります。その差は約700倍です。

つまり、同じベクレル数なら、トリチウムはセシウム137の約700分の1、バナナやキャベツにも含まれるカリウム40の約350分の1の影響力しかありません。トリチウムの約700ベクレルが、セシウム137の1ベクレルに相当すると言ってもよいでしょう。

さらに別のたとえを使えば、航空機で東京～ニューヨーク間を往復することで被ばくする0・1ミリシーベルトに達するのは、トリチウムなら500万ベクレルを摂取した場合に相当するということです。

22兆ベクレルのトリチウムが海へ放出されても、濃度は非常に低いわけですから、ヒトや生物が大量に摂取することはないので、影響はほぼないということです。

現在、トリチウムに関する国の法的な食品基準値はありません。ただ、流通大手のイオンは2023年の海洋放出に際して、魚介類に関して自主的な基準値を設けました。それは1リットルあたり7000ベクレルです。海へ放出されるトリチウムの1リットルあたり1500ベクレル未満がいかに影響の小さい数値かがわかると思います。

トリチウムによる健康被害はあったか

――海洋放出に伴うトリチウムのリスクの大きさはよく理解できましたが、では、過去にトリチウムによる健康被害はなかったのでしょうか。

田内　まれなケースとして、海外で2例の死亡例の報告があります。1960年代、トリチウムを含む夜光塗料が時計の文字盤に使われていました。西欧で夜光時計を製造する作業員が約7年にわたってトリチウムを体内に取り込み、死亡した例です。作業員の尿中のトリチウム量から推計された被ばく線量は、約7年間で3000～6000ミリシーベルト（3～6シーベルト）とものすごい量でした。通常ではありえない被ばく線量でした。

もうひとつの死亡例も似たようなケースで、被ばく線量は3年間で1万～2万ミリシーベルトでした。こういう特殊な事例を除けば、トリチウムによる健康被害は報告されていません。

海洋放出は妥当だったか

——最後の質問ですが、海洋放出は妥当だったと言えますか。

田内　負の遺産を次の世代に残さない意味でも、タンクの処理水はなくす必要があります。福島第一原発から放出されるトリチウムの量は年間22兆ベクレル未満ですが、これは原発事故を起こす前に放出されていた排水のトリチウム量と同じです。海外の原子力発電所や再処理工場でも、大量のトリチウムを海などに放出しています図表3。日本からの水産物輸入を全面的に禁止した中国でも、日本よりもはるかに多くのトリチウムを放出している原子力発電所があります。こういう世界の状況を見れば、処理水の海洋放出は、国際原子力機関（IAEA）が科学的に妥当だと認めているように、科学的には問題ないと言

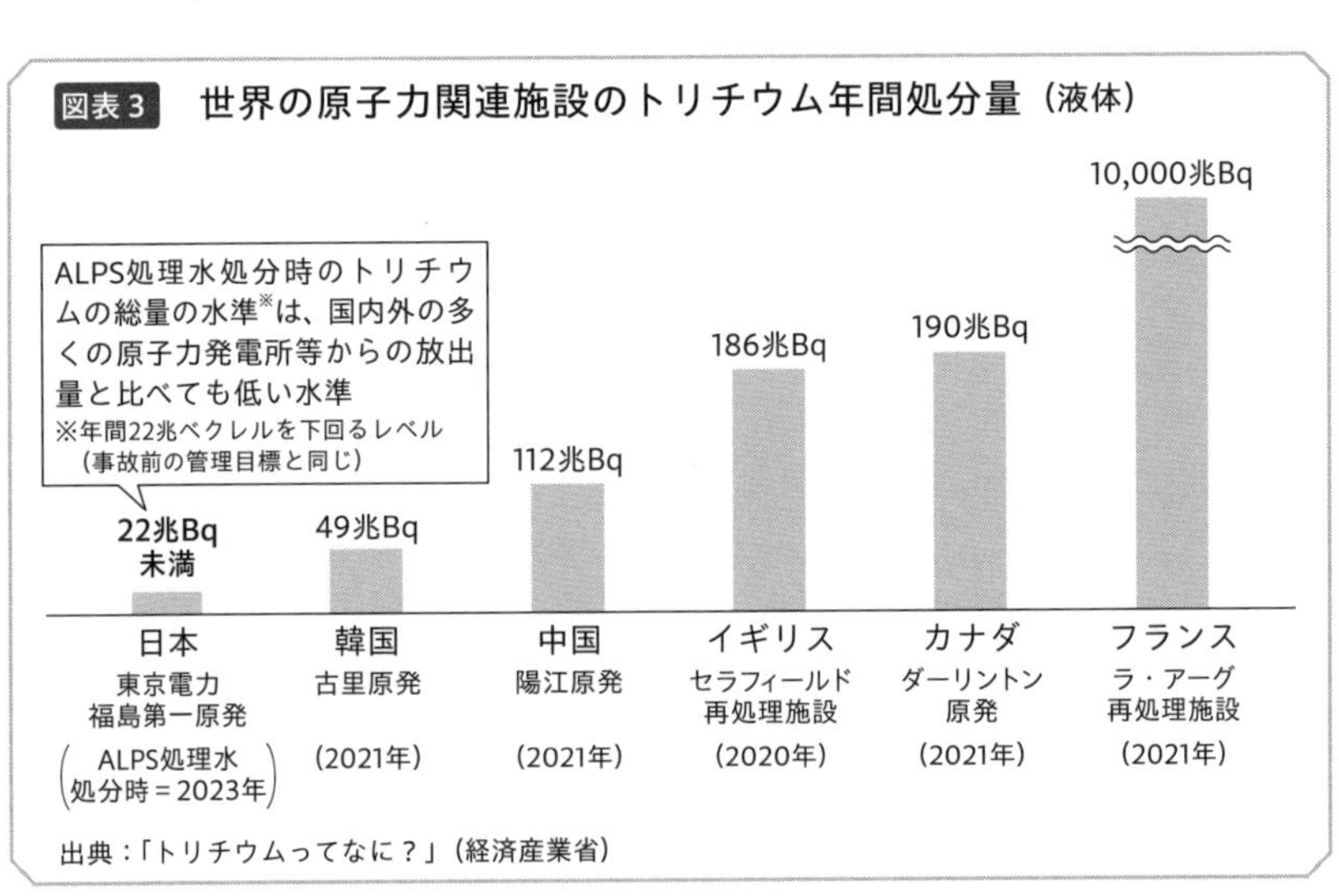

福島第一原発のタンク処理水から放出されるトリチウムの量は、韓国や中国をはじめ海外の原子力施設と比べると少ない。

えます。もちろん社会・経済的な対応には足りないところがあるので、今後の経過は注視していく必要があります。

——聞くところによると、田内先生は学者ながら研究室を飛び出して積極的に市民の中に入っていって、講演会をこなしていらっしゃいます。その原動力は何でしょうか。科学的な情報を国民に伝えるうえで学者はどんな心構えを持てばよいでしょうか。

田内　一般市民にとって、放射線の話は面白い話ではありませんし、「自分の近くになければよい」というかたがほとんどだと思います。だからといって「危ないもの」というイメージだけでは、真にリスクを小さくする合理的な判断はできません。「安心」は納得できる自身の判断からしか生まれないと思いますし、そのためには科学的情報が必須です。私自身も福島第一原発からの放射性物質が茨城県水戸市に飛来したときは本当に驚きましたが、家族とともに水戸にとどまり、地元の新鮮な野菜などを食べることが最もリスクが小さいと判断しました。もちろん科学的な情報が入手できたからこその判断です。そのことを伝えたくて、今も活動を続けています。

取材を終えて

共通の敵となる中国の出現で風評被害が救われた！

2023年夏、福島第一原発の処理水が海洋に放出される際、どの新聞も「風評被害が懸念される」と報じていた。海洋放出に反対する漁業者たちも、科学的にはトリチウムによる人や環境への影響がないことを理解しているが、それでも風評が心配だと言っていた。では、実際に風評を煽っていたのはだれか。それはメディアである。多くの地方紙の社説や一部の主要新聞は海洋放出に反対する論説を載せていたし、「トリチウムは生物に濃縮する」といった間違った論説まで載せていた地方紙もある。風評は負の情報の連鎖で生じる。メディアが介在しない風評はない。このままだと風評被害は必ず生じる。そう思っていた。

ところが、予期せぬ事態が起きた。中国が日本産水産物の全面輸入禁止の措置をとったのだ。中国は日本よりも多くのトリチウムを放出しているだけに、「中国だけには言われたくない」という愛国心が働いたのか、逆に福島産を買って応援しようという動きが国民の間に強くなった。これでメディアも中国の側に立つことが難しくなった。神風が吹いたようなものだが、油断は禁物。メディアが存在する限り、風評はいつまた再燃するかもしれない。やはり田内氏の解説をしっかりと学び、一人ひとりが風評に打ち勝つ武器を持つことが大切のようだ。

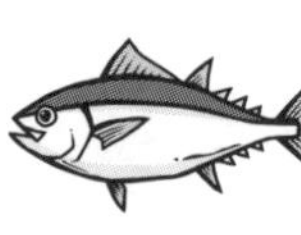

検証

リスク

5

ノロウイルス

カキが原因の食中毒はわずかだった!?
ヒトの感染便が
ノロウイルス拡散の主因です。

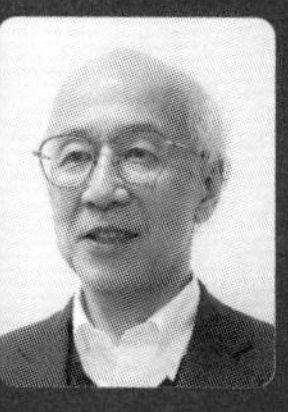

野田 衛

国立医薬品食品衛生研究所 客員研究員

聞き手 山﨑 毅

野田 衛 のだ・まもる

島根県生まれ。1981年日本獣医畜産大学獣医畜産学部卒業、農林省動物検疫所、1982年広島市役所（衛生研究所等）、2007年国立医薬品食品衛生研究所食品衛生管理部第四室長。2018年麻布大学客員教授。専門はウイルス学。

ノロウイルスによる食中毒を予防するには？

ノロウイルスによる感染性胃腸炎や食中毒は、一年を通して発生しているが、特に冬季に多発している。ノロウイルスは手指や食品などを介して、経口的に感染し、ヒトの腸管で増殖し、おう吐、下痢、腹痛などを起こす。一般に発症後数日で回復するが、高齢者ではおう吐物を誤って気道に詰まらせて死亡することがある。[1]ノロウイルスについてはワクチンがなく、また、治療は対症療法に限られるという。今回、ノロウイルスに関して長年研究を続けておられる野田衛先生に、ノロウイルスのリスクと感染予防策についてお教えいただいた。

ノロウイルスによる集団食中毒の発生状況や原因食品は？

――ノロウイルスによる集団食中毒がよく発生しているようですが、食中毒統計全体においては、どの程度がノロウイルスによるものなのでしょうか。

野田　厚生労働省の食中毒統計（２０１４～２０２３年）に基づくと、過去10年間で、全食中毒事件のうち、ウイルスによるものは事件数で21・7％、患者数で50・6％を占めています。ウイルスの事例の約99％がノロウイルスによるものとなっています図表1。

――ということは、食中毒統計に出てくる患者数の約半分はノロウイルスによるものということ

memo
ノロウイルス食中毒　（ウイルス性）
●感染源：生ガキ、保菌者、汚染物
●潜伏期：24～48時間
●症状：おう吐、激しい下痢

ですか？　非常に多いですね。主にカキなどの食品が原因なのでしょうか？

野田　ノロウイルスによる食中毒のうち、カキが原因であった事例は10％程度です。カキによる事例が比較的多かった2015年以降は減少傾向にあり、特に、新型コロナウイルスが流行した2020年以降は少なく、約3％程度です。その他の多くの事例は食品取扱者から二次汚染した食品が原因と思われます。

――カキが原因の食中毒件数は意外に少ないですね。ノロウイルスによる食中毒と言えば、カキが原因と思っていましたが？

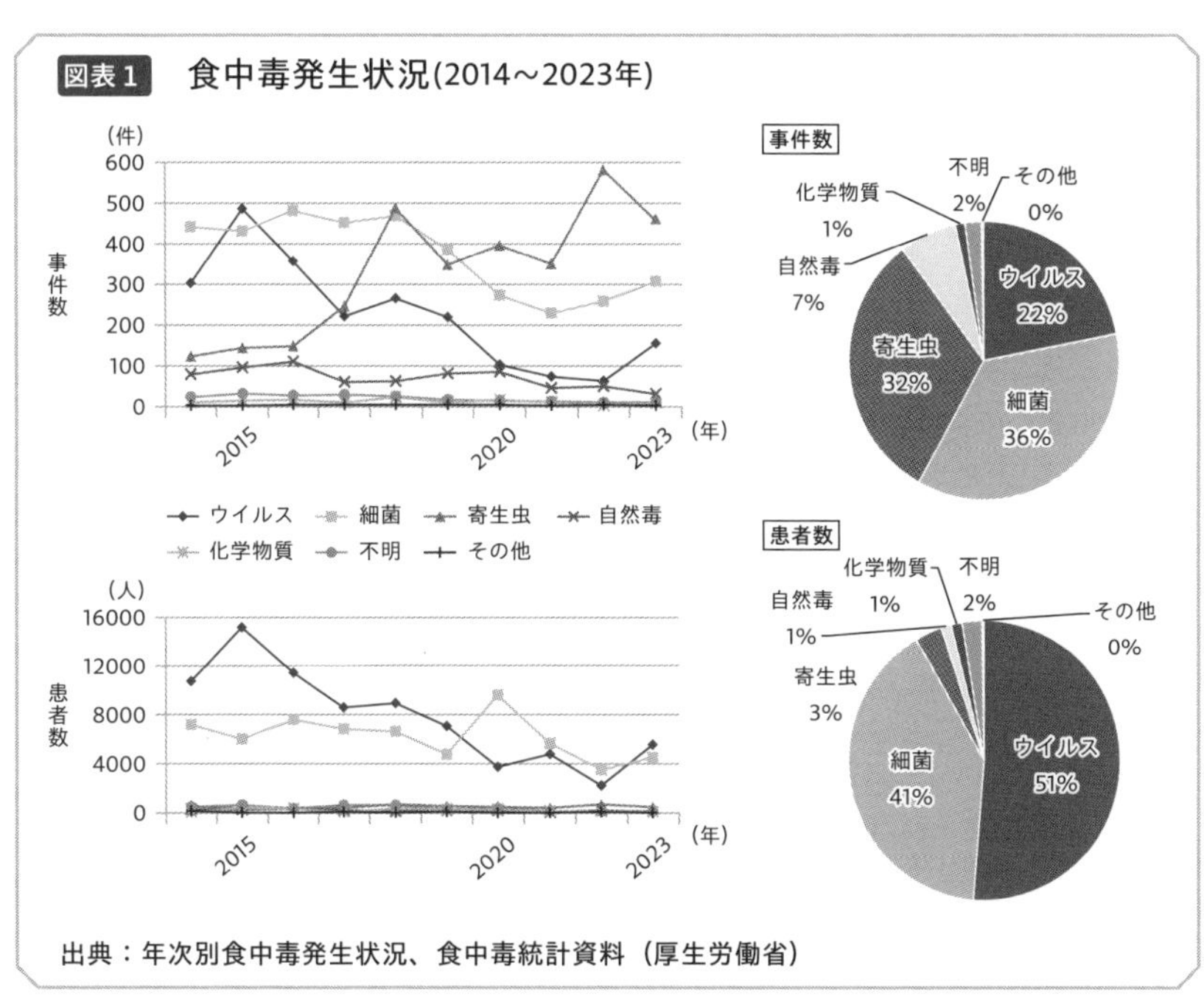

2014年１月～2023年12月までに発生した食中毒事件の原因物質別の集計。過去10年間で、全食中毒のうち、ウイルスによるものは事件数で21.7%、患者数で50.６％を占めている。

野田　以前から「カキにあたる」ということが知られていましたが、その原因は不明でした。それが1990年代になり、その原因の多くがノロウイルス（当時は「小型球形ウイルス」と呼ばれていた）によることが明らかになったため、ノロウイルス食中毒と言えばカキという認識が広まったことが背景のひとつにあります。また、ノロウイルスの検査法が確立すると、カキの喫食がない患者と食品取扱者からノロウイルスが検出される事例が認められるようになり、食品取扱者からの二次汚染を受けた食品が原因となる事例があることが明らかになってきました。ノロウイルスの検査法が確立し、検査が一般化した結果、ノロウイルス食中毒の実態が明らかになってきたということだと思います。

一方、たとえば、家庭で生ガキを喫食して発症した場合、「カキにあたった」ということで医療機関を受診しない場合や、医療機関を受診しても、それは「カキが原因ですね」ということで済まされ、保健所に届け出されず、統計上出てこないこともあると思います。

――コロナ禍以降、カキによる食中毒が減ったのは、どう解釈すればよいのでしょうか？

野田　カキのノロウイルス汚染は、人の便中に排出されたノロウイルスが下水から海に流れ、それをカキが取り込むことで起こります。つまり、人でのノロウイルスの流行の程度がカキのノロウイルス汚染のリスクに影響します。コロナ禍では、飲食店の自粛などで外食する機会が減ったり、手洗いや手指消毒などの個人の衛生対策が行われたりしたため、ノロウイルスの流行自体が減少しました。その結果、カキへの汚染も少なくなり、カキによる食中毒も減少したと考えられます。

――なるほど。カキが原因でノロウイルスの食中毒が起こるものと思っていましたが、逆にノロウイルスによる胃腸炎の患者さんが増えると、その近隣の海でカキが汚染されるのですね。ということは、ノロウイルスの流行が少ない地域の生ガキは安全ということでしょうか？

野田　ノロウイルスの流行がまったくない地域では、カキの汚染リスクは低いと考えていいと思います。海域ごとのノロウイルスの汚染状況を比較すると、汚染量、汚染率に違いが認められます。ただし、人の移動とともにノロウイルスも移動しますし、海はつながっていますので、汚染が起こるリスクはあります。

消費者に知っていただきたいこととして、カキには生食用と加熱調理用がありますが、その違いは細菌学的な基準に基づいており、ノロウイルスに対する基準は設定されていません。したがって、生食用カキにも、加熱調理用カキよりは低いもののノロウイルスの汚染リスクはあります。加熱調理用カキは当然ですが、生食用カキも、焼いたりフライにしたりするなど、加熱して食べることをお勧めします。

ノロウイルスによる食中毒の症状は？　死亡事例はある？

――ノロウイルスに感染すると、すぐに下痢やおう吐などの症状が出るのでしょうか？　潜伏期間は？

野田　ノロウイルスに感染して、症状が出るまでの潜伏期間は概ね24～48時間です。これは、口からノロウイルスが体内に入り、小腸の細胞に侵入・増殖し、発症に必要なウイルス量に至るまでの時間ですが、体内に取り込まれるウイルスの量や種類、人の感受性などにより影響します。通常は、発症後3日程度で回復し、予後良好です図表2。

――死亡事故はあまり聞かないように思いますが……。後遺症もいかがでしょう。

野田　ノロウイルスの感染により直接死に至ることはありませんが、高齢者施設での集団感染事例において、嚥下が困難で、おう吐物をうまく吐き出せず気管に入り、誤嚥性肺炎を起こしたり、おう吐物が気道につまって窒息を起こしたりして、お亡くなりになった症例があります。2005年に高齢者施設で数名のかたが亡くなって、ノロウイルスが大きくメディアに取り上げられたことがありましたが、死亡に至る例は多くはありません。後遺症も特に報告がありません。

ノロウイルスの感染はいつ流行るのか。いつ頃から流行が知られた？

――ノロウイルスによる食中毒が増えるのはインフルエンザと同様、冬場になるのでしょうか？

野田　基本的に冬場に流行する感染症です。ただ、以前は11月頃から増加し始め12月をピークとして、その後、春先まで流行することが多かったのですが、最近は年末の流行が以前と比べて減

図表2　ノロウイルスの特徴

- 手指や食品を介して口から感染し、小腸の細胞で増殖する
- 冬期に子どもで流行する（感染性胃腸炎）
- 大人では、子どもからの家族内感染、飲食店での食中毒、高齢者施設での集団感染が多い
- 幼児はおう吐、成人は下痢が多い
- 非典型的症状（お腹の違和感、腹部膨満等）や不顕性感染の場合もある
- 通常は3日程度で回復し、予後良好
- 高齢者では、おう吐物による窒息、誤嚥性肺炎で死亡例あり
- 大便、おう吐物にウイルスが大量に排出され、汚染源になる
- 回復してもしばらくの間は大便にウイルスが排出される

少し、年明けから春先にかけて流行する傾向にあります。一方、下水の調査では、一年を通じ、ノロウイルスが検出されるので、感染者は年中見られます。

――ノロウイルスによる食中毒の報告は以前は少なかったように思いますが……。

野田　ノロウイルスが最初に報告されたのは、1968年のアメリカのノーウォークの小学校の集団感染です。ノロウイルスは当初、培養する技術がなく、電子顕微鏡による観察で見つかりました。ウイルス粒子の形態が小さく、球形であったことから、小型球形ウイルスまたは英語でSRSV（Small-Round Structured Virus）などと呼ばれていました。日本では、お腹にくる風邪とか、冬季の原因不明の胃腸炎、そして、「カキにあたる」などとして、原因となる微生物がいるらしいと思われていました。日本でも電子顕微鏡での検査が普及し、冬の感染性胃腸炎やカキの食中毒に関連することがわかってきたことから、1997年に小型球形ウイルスとして食中毒の原因物質に加えられました。その後、2002年に分類学的な正式な名前であるノロウイルス属ノーウォークウイルスが与えられたことから、2003年に食中毒の原因物質名も小型球形ウイルスからノロウイルスに変更になりました。つまり、昔からノロウイルスによる食中毒は存在していたのですが、その名称が知られ始めたのが2000年代からということになります。

コロナ禍でノロウイルス食中毒が減った原因と消毒方法

――ノロウイルスによる食中毒事件が、ここ2～3年は発生が減ったそうですが、それはなぜなのでしょうか？

野田　これには次のような要因が考えられます。先にも述べましたが、新型コロナウイルス対策で、国民の皆さんが日々実施された手洗い、手指消毒、マスク着用、環境の消毒等がノロウイルス等の他の感染症対策にも有効に働いたこと、人流抑制対策により、新型コロナ以外のウイルスの感染機会も減少したことなどから、ノロウイルスの流行自体が減少したことがあります。それに加えて、ノロウイルス食中毒の多くは飲食店で発生していますが、飲食店の営業自粛に伴い、飲食店での飲食機会や大人数での会食機会が大きく減少しました。また、旅館等の利用も減少し、学校においても新型コロナ対策として安全な給食のサービスが行われました。このようなさまざまな要因によって、ノロウイルスの食中毒が減少したと考えられます。

——新型コロナが流行して、アルコールによる手指の消毒が各所で行われたことが、ノロウイルスによる食中毒も減少した要因となると、アルコールによる手指消毒が有効ということでしょうか？

野田　ウイルスは、脂質を含む膜（エンベロープ）でおおわれているエンベロープウイルスと、おおわれていない非エンベロープウイルスに大きく分けられます。新型コロナウイルスやインフルエンザウイルスは前者、ノロウイルスは後者です。脂質はアルコールに溶けるので、エンベロープウイルスにはアルコールがとても有効です。しかし、ノロウイルスはエンベロープを持たないのでアルコールは効きにくいです。ただ、まったく効かないと言うことではありませんし、遺伝子型によりアルコールで不活化されやすいものと不活化されにくいものがあります。[2)] また、アルコールで不活化されるものでも、１０００ｐｐｍ次亜塩素酸ナトリウムよりはその程度は低いことが示されています。他にもｐＨを下げる（酸性にする）、不活化に有効な成分を添加するなどして、不活化効果を高めている市販アルコール消毒剤もあることが示されています。

ノロウイルス感染の検査方法。遺伝子型がいろいろあると検査が難しい？

――ノロウイルスに感染すると、新型コロナのように抗原検査やＰＣＲ検査で、すぐ判明するのでしょうか？

野田　新型コロナのようにＰＣＲ検査や抗原検査が利用できます。ただし、検査キットは薬局などで一般的に購入することはできません。医療機関を受診しても、抗原検査キットを用いて確定診断されることは必ずしも多くないと思います。その理由は、ノロウイルス感染と確定しても、有効な治療薬がなく、対症療法しかないこと、他のサポウイルス等も類似の症状を起こすこと、遺伝子型が多数存在し、遺伝子型により感度が十分でない場合があることなどが理由かと思います。ただし、乳幼児（3歳未満）や高齢者（65歳以上）等の一部の患者にはノロウイルス定性検査が保険適用となっており、その場合は抗原検査が行われています。

一方、ＰＣＲ検査については、民間の検査機関で広く行われており、検出感度も問題ありません。特に、厚生労働省の大量調理施設衛生管理マニュアル[※1]に定期検便検査の一環として冬季においてはノロウイルス検査を受けることが推奨されていることから、大規模食品事業者の従業員に対しては広く検査が行われています。

――ノロウイルスもインフルエンザや新型コロナと同じで変異したりするのでしょうか？　その

※1　集団給食施設等における食中毒を予防するために、調理過程における重要管理事項等について厚生労働省が示したもの。集団給食施設等においては、衛生管理体制を確立し、これらの重要管理事項について点検・記録を行うとともに、必要な改善措置を講じる必要がある。

場合、1度ノロウイルスに感染した人も、また感染して食中毒にあたることもあるのでしょうか？

野田　はい。ノロウイルスの遺伝子は1本鎖ＲＮＡで、校正機能がなく、頻繁に変異を起こします。また、カキの喫食等で複数の遺伝子型のノロウイルスが同時に感染すると、遺伝子の組換えが起こり、２種類のウイルスの遺伝子を併せ持つウイルスができることがあります。免疫に係る部分に変異が起こると、免疫が効きにくくなり、感染しやすい人が増え流行を起こしやすくなります。ノロウイルスは数多くの遺伝子型に分類されています。２０００年代に入り、ノロウイルスの流行は遺伝子型GII.4が中心でした。GII.4は変異を起こしやすい性質があり、２００６年に出現した変異株（DenHaag2006b）、２０１２年に出現した変異株（Sydney2012）は大きな流行を起こし、ノロウイルス感染者数や食中毒事件数は急増しました。同じ型のウイルスの流行が続くと、抵抗力（免疫）を持つヒトが増えるため、一般に流行は抑えられ、食中毒も減少することになります。

食品事業者のノロウイルスによる食中毒の防止方法は？

――ノロウイルスによる食中毒を防止するためには、調理者の手洗いなど衛生管理が重要と聞きましたが、ビニール手袋をしておけば止められそうな気がしました。

野田　過去の食中毒事件を見ても、使い捨て手袋を着用して、ノロウイルス食中毒が起きた事例が結構あります。特に、盛り付け時に汚染が起こるケースが多いです。浜松市で２０１４年に起きた学校給食の食パンを原因食品とする事例では、１０００名以上の患者が出ましたが、この事例でも手袋が着用されていました。食パンに異物混入がないかを1枚1枚検品する際に、汚染が起こったと推定されています。手袋表面に汚染が起こる原因は、①着用前の手洗いが不十分で、手袋着用時に手指から手袋表面が汚染される、②手袋着用後ノロウイルスに汚染した環境に触れるなどが考えられます。トイレを利用後、衣類を整える際に衣類が汚染されることがあり、衣類から汚染を起こすこともあり得るわけです。

――ノロウイルスは、床の上や空気中でも長く生き残るものなのでしょうか？　また食品であれば、どの程度加熱すれば安全でしょうか？　そもそも、細菌のように温度管理が悪いと食品中で増殖するのでしょうか？

野田　ヒトのノロウイルスの培養は難しく、環境中での生存性や加熱や消毒剤による不活化等の研究は長い間できませんでした。最近になり培養できるようになりましたが、まだまだデータは限られています。ヒトのノロウイルスに類似する代替ウイルスを用いた試験では、汚染環境と清浄環境では生存性が大きく異なり、汚染環境で長く感染力を保持します。2か月間は感染力を保持していました。また、２０１７年に刻み海苔を原因とするノロウイルス食中毒事件がありました[3)]。この事例では、海苔を刻む工程で汚染が起こり、その後、パック詰めされて各地に流通したのですが、その加工から1か月後、８００人を超える食中毒を起こしました。さらに、その1か月後、加工から約2か月後になりますが、患者数１０００人を超える事例を含め、いくつかの学校等で食中毒を起こしました。これらの事例は、ノロウイルスが刻み海苔の上で、乾燥した状態で約2か月感染力を保持し、大規模な食中毒を起こし得ることを、実際に証明した事例になりました。また、患者→トイレ→海水→二枚貝→喫食の感染サイクルを維持しているので、環境での生存性は強いウイルスです。環境表面の素材の違いでも生存性は変わります。

ノロウイルスはヒトの腸管などの細胞の中でしか増えることができないので、食品中で増殖することはありません（カキの中でも増殖はしないのですが、餌となるプランクトンを得るため海水を大量に取り込むため、ノロウイルスが蓄積し、結果としてウイルス量が増加します）。ただ、増えなくても、わずかな汚染があれば、感染が起こります。加熱による不活化では、カキなどの二枚貝などは、中心温度85～90度、90秒間以上の加熱が推奨されています。

――ノロウイルスに感染したヒトの手指や衣服、おう吐物から、食品が二次汚染して集団食中毒が発生すると伺いました。それならばノロウイルスの症状（下痢やおう吐など）が出たかたが調理に加わらなければ大丈夫ということでしょうか？

野田　ノロウイルスの典型的な症状はおう吐、下痢ですが、中には、単なるお腹の違和感とか風邪の症状など、ノロウイルスとは思われない症状の場合や、無症状の不顕性感染を起こすこともあります。このような人でも、ノロウイルスは便中にたくさんのウイルス粒子が排出されるため、トイレで手指が汚染され、食品を汚染させる危険性があります。実際に、症状がない、不顕性感染者が汚染の原因と思われる食中毒事件も少なくありません。また、症状が回復したあとも、1週間から10日程度は便の中にウイルスの排出が続きます。事実、症状が回復して、職場復帰したかたが汚染を起こし、食中毒が発生した事例もあります。

消費者がノロウイルスによる食中毒を回避するには

──確か食品衛生法で、全ての食品事業者に対してＨＡＣＣＰ[※2]が制度化されたと伺いました。食品衛生管理が徹底されたらノロウイルスの食中毒は減るのではないかと……。

野田　ＨＡＣＣＰは、食品の製造工程について危害となる要因を分析して、その制御のためのモニタリングを行い、常に監視することで危害要因を排除するものです。ノロウイルスの場合は、たとえば、カキなどの二枚貝では、ＣＣＰ（重要管理点）は加熱工程であり、必要な加熱を行えば、食中毒を起こすことはありません。その意味で、ＨＡＣＣＰにより食中毒を防ぐことができます。カキを生食する場合は当然加熱工程がないので、ノロウイルスの汚染がないカキを使用することしか対策はありませんが、先ほども述べたようにそれが難しいのが現状です。一方、高圧処理といいまして、カキに４００ＭＰａ（メガパスカル）程度以上の圧力を加えると生感を保持しつつ、ノロウイルスを低減させることができます。[4)] 高圧処理装置は高価で普及はしていませんが、コーデックスのガイドラインにもノロウイルスのリスク低減手法として記載されています。

一方、食品取扱者からの二次汚染防止対策としては、手洗い、使い捨て手袋着用、健康管理、発症者の従事制限、おう吐物の適切な処理などですが、これらはいずれも人に対する対策であり、いわゆる一般衛生管理[※3]の範疇に入るものです。

──加工食品の製造において加熱工程があればＣＣＰ（重要管理点）が設定できますが、「手洗いを30秒行う」と設定してもＣＣＰとは言えないのでしょうか？

※2　Hazard Analysis and Critical Control Pointのそれぞれの頭文字をとった略称で「危害要因分析重要管理点」と訳される。食品等事業者自らが食中毒菌汚染や異物混入等の危害要因（ハザード）を把握したうえで、原材料の入荷から製品の出荷に至る全工程の中で、それらの危害要因を除去または低減させるために特に重要な工程を管理し、製品の安全性を確保しようとする衛生管理の手法。

野田　はい、それはＨＡＣＣＰではなく一般衛生管理となります。ただし、ＨＡＣＣＰ的な考え方を一般衛生管理に応用することで、より確実に手洗い等が実施できるようになると思います。

図表3は、実際に某大手の食品企業が行っていることですが、手洗いをＣＣＰとしてとらえ、ＨＡＣＣＰ７原則に準じた対策を行っているそうです。[5)]ＨＡＣＣＰの考え方をノロウイルス予防対策として組み込むことは可能と思います。ノロウイルス対策としては、一般衛生管理をいかに確実に実行できるかが、むしろ重要だと思います。

――明らかに加熱調理された加工食品（レトルトパウチなど）であれば、ノロウイルスによる食中毒が起こることはないように思いますが、何か見分ける方法はないのでしょうか？

野田　加熱処理後、ヒトの手に触れず、包装されたものであれば、ノロウイルスのリスクはないと思います。先ほど述べた刻み海苔は、包装されていたもので、そのようなものが食中毒を起こすとは当時想定できませんでした。しかし、刻み海苔を加工する工程を知れば、手で作業を行う

図表3　HACCP7原則と手洗いの検証　某事業所の例

HACCP7原則	手洗いの対策
原則1　危害要因分析	手指等からのノロイルス汚染
原則2　CCPの設定	手洗い
原則3　管理基準の設定	ATP値：1000RLU未満
原則4　モニタリング方法の設定	手洗い場のカメラ設置
原則5　改善措置の設定	手洗いの訓練
原則6　検証方法の設定	抜き打ち検査によるATP測定
原則7　記録保存方法の設定	ビデオ保存、ATP値記録

実際に某大手食品企業が行っている、手洗いをCCPとして捉え、HACCP7原則に準じたノロウイルス対策（一般衛生管理）。

※3　どのような食品にも共通する基本的な衛生管理のこと。手洗い、従業員の健康管理、器具等の洗浄・殺菌、トイレの洗浄・消毒等が該当する。

ため、汚染を起こすリスクは考えられます。**食品事業者であれば、それぞれの原材料がどのような工程で作られるかを調べることが大切です。**大量調理施設衛生管理マニュアルでは、原材料の受け入れ段階における管理事項として、製造加工業者が従業員の健康管理等のノロウイルス対策ができているかを確認することが記載されています。飲食店であれば、調理場での従業員の作業の仕方や施設の清掃具合等で、衛生的な作業を日常的に行っているかが、わかる場合があります。しかし、スーパー等では、一般消費者が、食品のノロウイルス汚染のリスクを知ることは、カキ等の二枚貝を除いて困難です。バックヤードの作業の様子を見られるようになればいいのですが。

ノロウイルスの流行自体が減少すれば、食品事業者の従業員の感染も減り、結果として食中毒を起こすリスクも減少します。つまり、国民一人ひとりが、より一層感染予防に取り組むことが、結果としてノロウイルスによる食中毒の減少につながります。

出典

1) ノロウイルスに関するQ＆A（厚生労働省） https://www.mhlw.go.jp/stf/seisakunitsuite/bunya/kenkou_iryou/shokuhin/syokuchu/kanren/yobou/040204-1.html#02

2) Sato S, et al. Alcohol abrogates human norovirus infectivity in a pH-dependent manner, Scientific Reports, 10:15878 (2020)

3) 野田 衛：本邦初の刻み海苔を介した分散型広域ノロウイルス食中毒事件の全体像、食品衛生研究　67,7-14（2017）

4) 野田 衛ほか：高圧処理の水産業への応用：カキ中のノロウイルスの不活化を中心に、食品衛生研究　73, 23-30（2023）

5) 野田衛：衛生の友　64, 2（2018）

取材を終えて

ノロウイルス対策のカギはトイレと手洗いにあり

今回、野田先生にノロウイルスについて詳しく取材したのだが、現状、ノロウイルスによる感染性胃腸炎でヒトが直接亡くなることはないものの、遺伝子変異が頻繁に起こっていること、また高齢者施設においておう吐による誤嚥性肺炎が起こり得ることを考えると、油断はできないものと思った。筆者の感覚では、食品製造や調理の現場において、従業員がトイレに行く際に、脱衣所で作業着を脱がない限りトイレに行けないようにし、逆にトイレで用を足してから製造現場や調理場に戻る場合も、手を30秒洗わない限り脱衣所に戻れないフローにしてはどうだろうか。そうすれば、糞便由来のウイルスが製造現場に侵入することはないはずなので、そのためのガイドラインを設けてもよいように思う（そこまで単純ではないということか？）。

ノロウイルスによる集団食中毒は主に外食や中食で発生しており、一般消費者に健康被害が出るのは最悪の事態なので、食品事業者の皆さんがそれを回避するための予防対策を徹底すべきだと考える。一方で、一般消費者が、食中毒のリスクを回避できるかというと、生ガキの不用意な喫食を避けるだけでなく、食品事業者の普段の食品安全の取り組み状況をウェブサイトなどでチェックする必要もあるのではないかと感じるところだ。

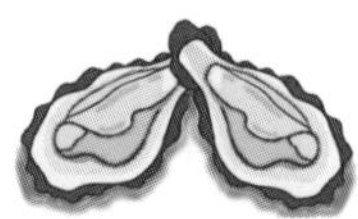

検証

リスク6

カンピロバクター

「新鮮な鶏肉なら安全」は誤り。
だから鳥刺しによる
食中毒が多いんです。

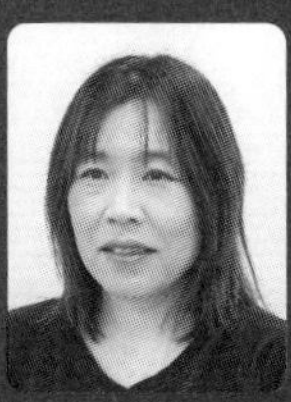

中村 寛海
（地独）大阪健康安全基盤研究所
主幹研究員

聞き手 山﨑 毅

中村 寛海 なかむら・ひろみ
大阪府生まれ。1996年大阪市立環境科学研究所研究員。2009年同研究所研究主任。2017年地方独立行政法人大阪健康安全基盤研究所主任研究員。2020年より現職。専門は食品細菌学。

生の鶏肉はほぼ汚染されていると心得よ

近年、食中毒の発生件数が多い原因病原体として、アニサキス・ノロウイルスに次いでカンピロバクターが報告されている（厚生労働省食中毒統計）。一方で、腸管出血性大腸菌（O157など）のほうがマスコミ報道で目立つが、これは、死亡事例が発生することにより、重篤度・インパクトが大きいからだ（特にカンピロバクターは死亡例の報告がほとんどないため、名前すら聞いたことがないというかたもいるかもしれない）。しかし、健康被害の頻度からいうとカンピロバクターによる食中毒リスクのほうが大きいと言えるだろう。カンピロバクターによる食品汚染と食中毒がなかなか制御できていないのには何か理由がありそうだ。今回、カンピロバクターに関して研究をされておられる中村寛海先生に、カンピロバクターの特徴とそのリスク低減策についてお話しいただいた。

カンピロバクターによる食中毒の原因は？

——厚生労働省の統計報告を見ると、カンピロバクターによる食中毒が国内でよく発生しているようですが、主な原因は何でしょうか？

中村　そうですね。食中毒の全体の件数では、今アニサキスが多いのですが、細菌性食中毒に限

memo

カンピロバクター食中毒（細菌性）
●感染源：鶏肉、飲料水
●潜伏期：2～7日（平均2～3日）
●症状：腹痛、下痢、まれにおう吐、発熱、
回復後期にまれにギラン・バレー症候群

ると、ここ20年ぐらいはカンピロバクターの件数が一番多い状況です。1件あたりの患者数はそれほど多くないのですが、小規模な飲食店で、鶏肉の生食、あるいは加熱不十分な鶏肉を食べる、というのが、ほとんどの原因です。それが減らない理由は結局、鶏肉のほうからのアプローチがとても難しいんですね。

――市販の鶏肉からカンピロバクター汚染をなくすことが困難ということですか？

中村　そうなんです。カンピロバクターはもともと鶏が消化管に持っている菌で、鶏に病気を起こすわけでもないので、ブロイラーを飼ってから、鶏肉の生産・流通に関わっているかたがたにとって、あまり痛手がなく、特に対策は必要とされないわけです。これがもしサルモネラだったら、鶏にも病気を起こすことがあるので、鶏がサルモネラ症にならないようにワクチンが開発されます。しかし、カンピロバクターは鶏自身に害を及ぼさない菌ですし、そのまま流通しても、お肉として品質も低下せず、何の問題も起こりません。ただ、鶏は消化管にカンピロバクターを保菌しているので、食鳥肉の処理過程において菌が漏れ出して、処理場内で交差してまわりの食肉を汚染してしまい、市場に出回る頃には、カンピロバクターがかなりの量ついているということです。

――なるほど。そうなると「鳥刺しは大丈夫か？」となりますね。

中村　はい。市販の鶏肉の場合、基本的には生食用はなく、全て加熱用のはずですが、「朝びき」（早朝に鶏を処理し、その日のうちに流通・販売されるお肉）した新鮮な鶏を刺身で食べたい、という消費者側の要望もあり、店側もそれに応じて提供するという構図があるようです。

――鶏肉でも新鮮なものであれば、カンピロバクターの汚染は少なく安全では？

中村　「新鮮＝安全」ではありません。カンピロバクターは発育に酸素濃度5～10％の環境を必要とする微好気性菌であり、空気環境下では徐々に死滅しますので、むしろ新鮮な鶏肉のほうが食中毒のリスクは高いと考えられます。新鮮な鶏肉の鳥刺しは、カンピロバクター食中毒の主要な原因食品なのです。

――よく消費者のかたから聞くコメントとして、「高級割烹なら鳥刺しでも安全と言われました。あと宮崎の地鶏料理店で鳥刺しを結構食べたのですが、特に食中毒症状は出ませんでした」というのがあるようです。カンピロバクター・フリーの鶏肉を仕入れられるのでしょうか？

中村　日本国内において、カンピロバクター・フリーの鶏肉は製造されていません。鶏肉は全て加熱用として流通しています。ただ、鹿児島や宮崎など一部の地域においては、生食用食鳥肉の衛生基準が設定されていますので、これらの基準をクリアした「鳥刺し」が流通・販売されています（詳しくは後述します）。「新鮮」・「朝びき」などと宣伝していると、お魚や野菜と同じイメージで安全だと思われるのでしょうが、実際は逆で、新鮮な鶏肉ほどカンピロバクターによる食中毒のリスクは大きいんですね。カンピロバクターは加熱や冷凍には弱いので、たとえばブラジル産などの一旦、冷凍している鶏肉のほうが生の状態で菌が死んでいたりします。ですので、鶏肉のカンピロバクター汚染を減らすために冷凍処理が検討されているくらい[1)]、冷凍には弱い菌です。ただし、鶏肉を冷凍すれば鳥刺しが安全という意味ではありません。

――一般消費者は、市販の鶏肉にカンピロバクターがついていることをご存知ないかたが多いか

もしれません。鶏肉は加熱すればよい、くらいのイメージでしょうか。

中村　一般消費者の場合、調理の段階で二次的に汚染することもあり、家庭内での食中毒はおそらくそのパターンが多いと思います。鶏肉を買ってきて生で食べるかたは珍しく、ほとんどが加熱調理しておられると思います。実際は、圧倒的に飲食店での食中毒が多いのが現状で、外食の際に、「朝びき」の地鶏や銘柄鶏がコースの最初に刺身などで出てくることもあるため、外で生の鶏肉を食べることに対して、特に若い世代の人たちは抵抗がない印象です。たとえ食中毒になって下痢をしたとしても、またそれを食べに行ったりするのでしょうね。さらには、生の鶏肉を販売・提供してはいけないという法的な強制力もないので、食品衛生監視員さんも指導が難しいところではないかと思います。

――あと、鶏のレバーはいかがでしょうか？

中村　鶏肝は昔から食べられているのですが、それを昔の牛レバーのように生で食べたいというお客さんからの要望があって、お店でも出されることがあるようです。また、加熱はされるのですが、あえて加熱不十分な状態で提供されることもあるようです。牛の生レバーに関しては、2012年以降、提供・販売されることが禁止になって、カンピロバクターによる食中毒件数に変化が認められました。鶏のレバーも十分加熱して食べてほしいですね。

――やはり新鮮な鶏肉がお店の売りになるんでしょうね。

中村　そうですね。やはり鳥刺しなどの人気が根強くあるのだと思います。牛の生レバー禁止で減少した分がまた上昇に転じたのは、牛の生レバーが食べられなくなったため、鶏のレバーを生で食べたいとか、豚のレバーを生で食べたいとなったのではないかと……。なお豚の生レバーは豚肉の生食とともに、その後の2015年に販売・提供禁止になっています。

カンピロバクターによる食中毒件数の推移

中村　**図表1**のグラフは2009〜2023年までの食中毒統計から、カンピロバクターの食中毒の事件数（**上**）と患者数（**下**）の推移を示しています。

2009年には年間300件で、2000人くらいの患者数がありました。そこから多少増減しながらも、大体年間事件数は20

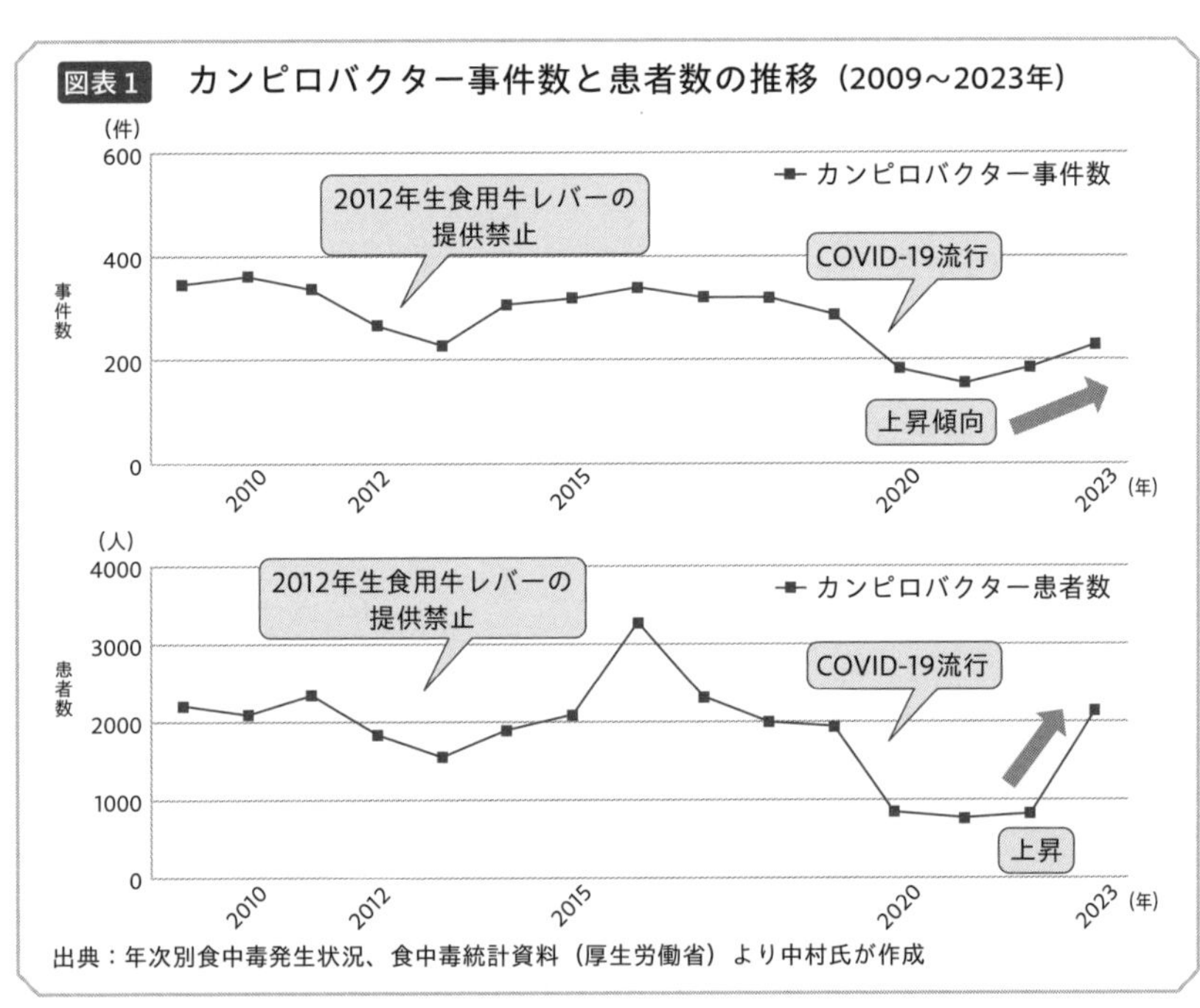

カンピロバクターの発生件数と患者数の推移は2012年の生食用牛レバー提供禁止とCOVID-19の流行により影響を受けたと考えられる。

０～４００件、患者数は２０００～３０００人ぐらいで推移していたのですが、２０１２年に牛の生レバーの提供が禁止になって、いずれも少し減少したのです。腸管出血性大腸菌（ＥＨＥＣ）では、他の要因もあって牛の生レバーの提供を禁止しても届出数や患者数に減少は認められませんでした。カンピロバクターの場合は、この牛の生レバーの提供禁止によって、事件数および患者数に減少が見られたのです。しかし、その後また元の事件数および患者数に戻ってしまいました。その後は新型コロナの流行で外食ができなくなって、２０１９～２０２０年にかけて下がったものの、現在はまた上昇基調にあります。

――なるほど。その後、コロナ禍で減ったということは、やはり外食の影響でカンピロバクターによる食中毒が起こっていた可能性が高いということですね？

中村　おっしゃる通りです。圧倒的に外食が原因です。家庭で鳥刺しを食べている人はあまりいないということでしょう。また鹿児島や宮崎では生食用食鳥肉の衛生基準を設けて鳥刺しが提供・販売されている地域もありますが、他の地域と比較して極端にカンピロバクターの食中毒事例が多いかというと、そうでもないのです。もともと私たちが鶏肉として食べているブロイラーは70日齢ぐらいなのですが、宮崎や鹿児島で鳥刺しとして食べる鶏は、多くが廃鶏（はいけい）といって排卵期間を終えた産卵鶏です。そうした若干年齢のいった鶏だとカンピロバクターの保菌率が低いのかもしれません。また、宮崎や鹿児島の鳥刺しは「焼烙（しょうらく）」と言って表面の皮を炙る処理をしていますので、それもひとつの要因かもしれません。

――宮崎・鹿児島では鶏の生食文化を守るために、かなり工夫されているのですね。たとえば、

菌が手について食中毒が起こる、いわゆる「二次感染」はしないのでしょうか？

中村　微好気性菌なので、基本的には私たちが過ごしている酸素濃度の20％ではなく、5～10％という少し低いところのほうが元気なんです。むしろ、空気環境だと徐々に死滅していきます。ただ、結構タフな菌で、ＶＢＮＣ（Viable But Non Culturable）と呼ばれますが、生きているけれども培養できないような状態、通常はらせん菌なのですが形態を変化させて丸くなると、呼吸はしているものの分裂増殖はできなくなるのです。もしかしたらこのＶＢＮＣが手についた場合には、ふいて培養しても検出されないけれども、口から入ったときにお腹の中で増殖する可能性はあると思います。私も行政的なニーズにより、焼き鳥屋さんの調理環境のふき取りからカンピロバクター検査を２０１３年頃から２０１９年まで実施しましたが、培養法では生の鶏肉に汚染された直後のふきとり材料からしか検出されない状況です。ただ、カンピロバクター遺伝子を調べると、調理環境の中である程度洗浄されていても、生野菜専用のまな板や包丁から検出されたり、冷蔵庫の取っ手やカランのハンドル部分から検出されたりします。ですので、実際空気中で徐々に死滅するものの、それなりに生きていくタフさを持っている菌のようです。

カンピロバクター属の菌種と食中毒原因菌

――カンピロバクターは細菌の一属の名称のようですが、種類によって毒性や感染力に違いがあるのでしょうか？

中村　まずカンピロバクターの種類ですが、２００８年には18菌種ぐらいしかなかったのですが、今は菌のゲノム情報を得られるようになって、遺伝子レベルで分類され、新たな菌種が増えてきています。2023年11月現在、国際原核生物命名規約のもとで63菌種16亜種が正式に登録されています。[2)] これらのうちヒトに病気を起こすことが明らかな菌種はごく一部で、ヒトの下痢症の原因としては、カンピロバクター・ジェジュニやカンピロバクター・コリの2種類で9割以上を占めます。ジェジュニやコリは、鶏の消化管に常在しているため、42度ぐらいの少し高めの培養環境を好む菌ですが、カンピロバクター・フィータスは37度でしか発育できません。フィータスは食中毒としての報告は少なく、新生児髄膜炎としての報告が多い菌種です。なお、カンピロバクターの病原性は明らかにされておらず、ジェジュニであれば、どれも同等にヒトに下痢症を引き起こすと考えられています。

――カンピロバクター属の中では、ジェジュニのような下痢を起こす菌種が多いのでしょうか？

中村　カンピロバクターのヒトへの病原性を決定する因子やメカニズムはまだ特定されていませんので、菌種によって毒性や感染力に差があるかどうかを明確に分ける基準はありません。ヒトの臨床例から分離されるのが、ジェジュニ、コリ、フィータス、ラリの4菌種ぐらいで、これらの菌種は明らかにヒトに病気を起こすことがわかっています。これら4菌種以外は感染が疑われたヒトから分離・培養され、特定される頻度は少なく、ヒトへの病原性はあまりよくわかっていないのが現状です。

――サルモネラは食品中でかなり増えないと発症しないようですが、カンピロバクターは少数の菌でも発症するようですね？

中村　カンピロバクターはサルモネラと違い、少量の菌の摂取で発症します。カンピロバクターは微好気性菌なので、酸素が5～10％でないと菌が分裂増殖できず、食品中では増えません。それでも、ボランティア実験によって、ヒトは500～800個の菌の摂取で発症することが報告されています。食中毒事件数が多い理由は、摂取菌数が少なくても発症することにあると思います。腸管出血性大腸菌のO157なども同様ですね。

感染経路の特定が難しい

——ノロウイルスのようにヒトが感染して腸の中で増えて、便を経由して二次感染というのはないのでしょうか？

中村　あまり考えにくいのですが、起こるか起こらないかというと、起こることはあるでしょう。たとえば保育施設で乳幼児が発症して、オムツ交換などの際に便の取り扱いが悪く、手指を介して口から入ると感染は成立すると思います。ただ、ノロウイルスのように、ウイルスに感染した調理従事者がトイレを使用して、手洗い不十分なため食品が汚染される事例の報告はほとんどないですね。食中毒発生時に患者からの菌検出と疫学調査により原因究明が行われますが、環境サンプルからの菌の検出・分離は難しいです。冷凍したサンプルや検食などの保存食品からの菌の検出・分離も困難であることから、原因不明の事例が7～8割を占めるのです。[3)]

——牛でも消化管にカンピロバクターがいると聞いたことがあります。牛肉のレアステーキやローストビーフでもカンピロバクター汚染があるのでしょうか？

中村　牛の胆汁にはカンピロバクターが高率に存在していますので、以前は牛レバーの生食によるカンピロバクター食中毒が発生していました。牛肉も加熱不十分な調理（レアステーキなど）だとカンピロバクター食中毒のリスクは残りますが、鶏肉に比べるとリスクは低いでしょう。

――カンピロバクターによる死亡事故という報道は聞いたことがありません。高齢者や子どもでも重傷や後遺症のケースはないのでしょうか？

中村　カンピロバクター食中毒による死亡例はまれです。後遺症としてはギラン・バレー症候群の発症が見られる場合があり、成人でもかかります。ギラン・バレー症候群は末梢神経疾患で、神経障害を起こします。ギラン・バレー症候群の10～30％がカンピロバクター感染後に発症していると言われていますが、カンピロバクターに感染したら必ずなるわけではありません。予後は比較的良好なのですが、諸外国ではギラン・バレー症候群の15～20％が重症化し、致死率は2～3％と言われています。致死率が高いわけではないですが、食中毒症状も決して軽くなく、下痢もひどいですし高熱も出ますのでかなり辛いはずです。

鶏肉のカンピロバクター汚染対策

――市販の鶏肉のカンピロバクター汚染率はどのくらいなのでしょうか？　またカット野菜などで通常行われる次亜塩素酸水による殺菌処理をしないのでしょうか？

中村　定性試験（菌の汚染の有無を判定する試験）では市販の鶏肉のカンピロバクター汚染率は70％とも100％とも言われています。増菌培養をしない定量試験（菌の汚染菌数を測定する試験）でも、40％から50％は検出されます。一部の鶏肉（10％以下）では1ｇあたり1000CFU[※1]を超える高い菌数となっています。食鳥処理場では処理工程で通常次亜塩素酸ナトリウムなどによる殺菌処理を行っていますが、次亜塩素酸ナトリウムは食鳥肉などの有機物の存在で殺菌効果が著しく低下することが知られています。食肉処理場での殺菌処理が検討されているのですが、油脂などの存在で実効性が低く、対策は難航しています。電解水、亜塩素酸水なども食鳥処理場での使用が検討されています。

――市販の鶏肉にカンピロバクターの汚染が多いことはわかりましたが、なぜ販売前に細菌検査をしないのでしょうか？

中村　鶏は消化管にカンピロバクターを保菌しています。サルモネラ同様、生の鶏肉を検査するとカンピロバクターは高率で検出されます。加熱調理なしで喫食する食品（総菜など）で腸管出血性大腸菌が検出されると食品衛生法違反とされ回収の対象になる場合がありますが、生の食肉の検査を実施してカンピロバクターやサルモネラが検出されても、市場から回収されることはありません。カンピロバクター検査には少なくとも3～4日程度の日数が必要とされるため、実際には販売前に鶏肉の検査を実施しても検査結果が出るまでに消費期限を過ぎてしまいます。私たちが実施している市販鶏肉の細菌検査は、販売されている鶏肉そのものの安全性の確認というよりは、適正な食品が流通・販売されているかどうかの抜き打ちチェックというイメージです。

――食品を生産・加工・販売する事業者にはＨＡＣＣＰが義務付けられたはずなのに、なぜまだカンピロバクターに汚染した鶏肉が流通しているのでしょうか？

※1　コロニーフォーミングユニットの略で細菌検査の結果に使用される単位。細菌を培地で培養し、できたコロニー（集落）数のこと。たとえば「400CFU/ｇ」であれば1ｇあたり400個のコロニーが存在する。

中村　先ほども申し上げましたが、鶏は消化管にカンピロバクターを保菌しており、食鳥処理の段階での汚染により、鶏肉のカンピロバクター汚染が拡大していると考えられています。そのエビデンスは図表2の通りです。食鳥処理場において、食鳥の「盲腸便」ならびに「と体ふき取り液」から検出されるカンピロバクターの遺伝子型を調べたところ、2012年7月10日に処理された食鳥の「XI」鶏群は「盲腸便」がカンピロバクター陰性にもかかわらず、「と体ふき取り液」

図表2　盲腸便および食鳥と体ふき取り液からの*C. jejuni*の分離と分離菌株のPCR-RFLP型別

＊*flaA*遺伝子増副産物を*DdeI*, *HinfI*の2種類の制限酵素切断パターンによってA～Nの任意に分類

処理日	鶏群名	PCR-RFLP*	
		盲腸便	と体ふき取り液
2012.5.10	III-1	L, H	L
2012.5.31	VIII-1	D, N	N
	IX	L	L, N
2012.7.10	X-1	A	J
	III-2	E, F	E, F
	XI	－（陰性）	A, E
2012.7.17	X-2	A, G	A
	I-2	－（陰性）	G
	XII	B, E, J	B, E
2012.7.26	XIII-2	C, C. coli	C, C. coli
	XIV-1	I	I
2012.10.16	XV-1	K, M	M
	XV-2	N	B
	XIV-2	I	I, N

出典：藤田雅弘ほか：日本食品微生物学会雑誌. 33（4）：182-186（2016）を一部抜粋して作成

ふき取り検体から分類された菌株の多くは盲腸便からも検出（糞便による交差汚染）。非保菌ロットのふきとり検体から検出された菌株の一部は直前に処理された保菌ロットの盲腸便由来株と同一の型を示した（先行処理した保菌ロットからの交差汚染）。

では、同日直前に処理された「X－1」鶏群の盲腸便からの「ジェジュニ A型」と「Ⅲ－2」鶏群の盲腸便からの「ジェジュニ E型」が検出されており、明らかな二次汚染が起こっていました（2012年7月17日の「X－2」鶏群と「I－2」鶏群も同様[4]）。

食鳥処理場では次亜塩素酸ナトリウム等で殺菌・消毒が実施されているものの、内臓を摘出する段階で食鳥肉の汚染を防ぐことは難しく、これらのカンピロバクター汚染をゼロにすることはほぼ不可能です。

――やはり消費者側が家庭での調理でカンピロバクター対策を講じることが必須のようですね。しかし、過去に鶏肉をしっかり加熱調理してサラダを付け合わせて食べたところ、カンピロバクターの食中毒になってしまいました。手洗いもきちんとしたのに、どこから汚染したのでしょうか？

中村　学校給食でのケースと同様に、生の鶏肉を処理したまな板や包丁でサラダの具材を切ったり、生の鶏肉を触った手でサラダを盛り付けたり、鶏肉から出るドリップ[※2]がサラダに混入した可能性があります。こうした二次汚染がカンピロバクター食中毒の原因のひとつであり、調理過程における汚染対策は食中毒の予防にたいへん重要です。

出典

1）朝倉宏ほか：日本食品微生物学会雑誌　32(3), 159-166（2015）
2）LPSN - List of Prokaryotic names with Standing in Nomenclature　https://lpsn.dsmz.de/search?word=Campylobacter
3）Vetchapitak, T. Misawa, N. Food Safety; 7(3), 61-73（2019）
4）藤田雅弘ほか：日本食品微生物学会雑誌　33(4), 182-186,(2016)

※2　食肉や魚肉を解凍あるいは冷蔵で長期保管することによって、肉や魚の内部から分離して出る液体のこと。

取材を終えて

鶏肉は新鮮なものほど カンピロバクター汚染のリスクあり

実は筆者も、割烹料理のコースで鳥刺しが出たのを不用意に食べてしまい、その後ひどい下痢に襲われたことがあった。そのときはカンピロバクターとの確定診断を受けたわけではないが、ほぼ間違いなくカンピロバクターの食中毒だったのだろうと推察するところだ。今回中村先生にも伺った通り、市販の鶏肉がかなりの率でカンピロバクターに汚染されていると知っていれば、ロシアン・ルーレットのようなことはしなかったはずだ。死亡例はないものの、後遺症でギラン・バレー症候群という恐ろしい病気もあるとのことなので、あえて危ない橋を渡る必要はないということを再認識したところだ。

家庭での調理では、鶏肉がカンピロバクターに高率に汚染されていることを明確に意識したうえで、鶏肉をさばいた包丁・まな板・手袋などをすぐに殺菌・消毒すること、また鶏肉自体をシンクで水洗いしたりしないことを心掛けることが重要だ。また外食では、たとえ有名な高級割烹・温泉旅館・地鶏専門店であっても、「朝びき」などと新鮮さをアピールする鳥刺しやレアっぽい焼き鳥などには手を出さないほうがよい。「何度も地鶏屋さんで食べたけど、あたったことがないよ」というかたは、これまでは運がよかったと思ったほうがよいだろう。

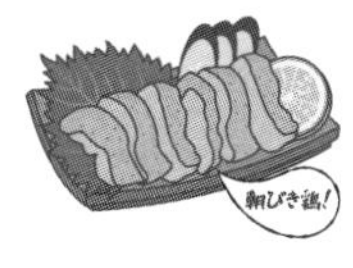

検証

リスク

7

リステリア

食中毒統計に載っていないからといって安全とは限らない。
欧米では死亡事例もあるリステリアは低温でも増える要注意の細菌です。

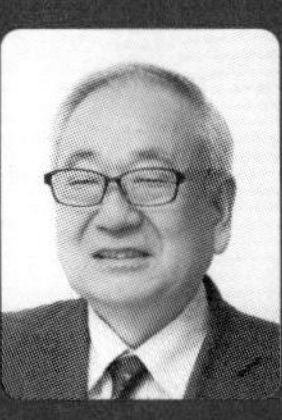

五十君 靜信

東京農業大学 食品安全研究センター長 教授

聞き手 山﨑 毅

五十君 靜信 いぎみ・しずのぶ

長野県生まれ。東京大学大学院農学研究科獣医博士課程修了（農学博士）。メリーランド大学医学部（アメリカ）客員研究員、国立医薬品食品衛生研究所食品衛生管理部部長を経て現職。専門は細菌学。

調理済みの低温保存食品に要注意！

海外では多数の集団感染の報告がある食中毒起因細菌のリステリア・モノサイトゲネス（以後、リステリア）。なぜか日本国内の食中毒統計報告にはその名前が登場しないが、食品安全の専門家たちは要注意と警鐘を鳴らしている。主な食中毒起因細菌では増殖しにくいが、低温でも増殖することが特徴のリステリアに関して、長年研究を続けておられる五十君靜信先生に、リステリアの特徴とそのリスク低減策についてお教えいただいた。

国内でリステリアが食中毒統計に載らない理由

――最近、リステリアという食中毒起因細菌の話を聞きますが、あまりリステリアによる食中毒の報道は聞きません。なぜなのでしょうか。国内にはあまりいないということでしょうか？

五十君　この質問は非常によく受ける質問で、食品事業者自身にもこの認識が強いと思います。一番重要なポイントは、リステリアによる感染症は潜伏期間が非常に長く、集中的に食中毒が発生する集団事例とは異なる散発事例では、原因食品を特定するのが非常に難しいという特殊事情があります。リステリアの発症に関しては、健常者ですと10^6個や10^7個を超えるような高い菌数で、初めて発症すると言われております。このような高い菌数にばく露される可能性はほぼ食品

memo

リステリア食中毒　（細菌性）

●感染源：ナチュラルチーズ、生ハム等
　　　　　非加熱食肉製品など

●潜伏期：1日～数週間（平均３週間）

●症状：軽症は倦怠感、インフルエンザ様症、
　　　　重症は流産、髄膜炎、敗血症

摂取によるため、リステリアは食品からの感染が100%に近いという考え方が国際的に定着しています。海外では、非常に高い菌数に汚染された食品を多くの人が摂取する集団食中毒が発生しています。そのため原因食品が特定されやすいのですが、日本の場合は、リステリアによる食中毒のほとんどが散発事例で、潜伏期間が長いため原因食品が特定できていません。原因食品が特定できず食品媒介かどうかが明確に判断できないと、食中毒統計には載らないのです。したがって、食中毒統計において「リステリア」は事件数、患者数ともにゼロという状況が続いています。食中毒の原因菌は食中毒統計で示されるものが全てと思っているかたが多いので、国内では、食品によるリステリアの感染はないと勘違いされているのです。

――菌数が多い食品が集団食中毒の原因とすると、菌数が少ないものは発症しないということでしょうか。

五十君　実際に、Ready-to-Eat食品というカテゴリーで汚染実態調査をやりますと、平均すると2%ないしは3%からリステリアが分離されています。Ready-to-Eat食品とは、消費者が購入後に加熱調理をしないで食べる食品のことです。非加熱喫食食品とも呼ばれ、チーズ、燻製品、サラダ、生ハムなどが、それにあたります。ただリスク評価の判断に用いる感染曲線では、リステリア症というのは健康成人で大体10^6個以上でないと発症しないと言われておりますので、おそらく喫食時にそれ以上の菌数を摂取しないと発症しないでしょう。

――ヒトの手指など、他のルートで感染する可能性はいかがでしょうか。

五十君　そのような二次的経路では高い菌数にならないので、何らかの理由で高い菌数となった食品が媒介するものと考えられています。実際にリスク評価を食品安全委員会が実施したときに、患者数の推定を行いました。その結果、これは2010年前後のデータになりますが、国内で約200事例のリステリア症が発生していると推定されました図表1下。これらはほぼ全てが食品からのルートで感染していると考えるのが妥当です。それ以前に厚生労働省の研究班で、2000年頃我々の研究班がアクティブサーベイランス※1という形で研究を実施し、推定値が日本全国で約80症例ぐらい発生していると推定していますので図表1上、単純な比較はできませんが、その後の10年の間にかなり患者数が増えていると推測されます。

さらにリスク評価の結果から言いますと、2010年の患者数の年齢別の分布から見ると、そのほとんどが60歳以上でした。高齢者はもともと感受性が高いうえに、その食習慣上、どうやら調理済み食品を冷蔵庫の中で長期間保存し、菌を増やして喫食しているのが原因ではないかと推定されます。高齢化に向かい、確実に日本ではリステリアの患者数は増加傾向にあると考えます。

――リステリアは低温や低pHでも増える細菌だと聞いたことがあります。細菌の特徴（潜伏期

図表1　国内のリステリア症患者数の推定

●1996-2002年の厚生労働省科学研究班によるアクティブサーベイランスによる推定値
対象病院数：2,258施設（全病床数：686,902）へのアンケート調査
回答病院数：773
病床数から推定した単年度年間患者数　83
出典：Okutani, A. et al. Epidemiol Infect. 132(4):769-772 (2004)

●2008-2011年の厚生労働省院内感染対策サーベイランス事業に基づく患者数の推定値

年	年間患者数
2008年	135
2009年	176
2010年	202
2011年	201

出典：山根一和ほか IASR 33 247-248 (2012)

※1　食中毒症状などを発症した患者の検査からではなく、潜在的な保菌者を見つけることも目的とした積極的保菌状態監視のこと。

間や感染経路など）を教えてください。

五十君　**図表2**の通り、リステリアは、まさに低pHや、それから食塩濃度など、いわゆる水分活性[※2]が低くても生残性が高いという性質に加えて、低温増殖性があるという特色が、食品衛生上非常に厄介な菌と言えます。実際我々が出したデータによると、この菌は日本の低温流通の基本である10度以下という温度帯では増殖してしまいます。10度での増殖性を培地で見ると、大体2日から3日でgあたり10^6という発症菌数の目安に達します。ちなみに4度まで温度を下げると、大体5日間で10倍ぐらいに増えるデータを得ております。したがって冷蔵庫での管理とは、他の食中毒菌の増殖は抑えても、リステリアは選択的に増やす状況に置いてしまうというものです。そのあたりが低温流通での微生物コントロールにおいて重要な課題です。

――リステリア症の特徴的な症状はいかがでしょうか？　また、死亡事例もあるのでしょうか？

五十君　リステリアに感染した場合の症状ですが、海外で起こった集団事例ですと、高い菌数の食材を摂取したときの初期症状は「ノンインベーシブ・タイプのリステ

図表2　**リステリア菌の特徴**

生物学的特徴

- 自然界に広く分布する
- 低温増殖性がある
- 耐塩耐酸性が強い

食中毒の特徴

- 低い菌数ではあるが広く食品を汚染している
- 海外では、食品による集団発症事例が多数報告されている
- 重症化したリステリア症は、髄膜炎や敗血症を発症し、全身性、神経系の症状を呈する
- 発症した場合、致死率は約20%と高い
- 感染経路は、ほぼ食品と考えられている

※2　自由水と結合水の割合を表したもので、0~1の範囲で表す。数値が高いほど自由水が多く、微生物が増殖しやすい（保存性が低い）。

リア感染症」と考えられており、インフルエンザ様症状（発熱を中心とする症状）がまず出ると報告されています。この段階でリステリア症を特定することはほとんど不可能です。この症状が一旦引きますと、潜伏期間を経たのち「インベーシブ・タイプのリステリア感染症」に進み、敗血症（全身に菌がまわってしまう症状）や脳髄膜炎など、重い症状のいわゆる「リステリア症」となります。この場合の致死率は約20％と言われております。食品衛生上のリスク評価の観点で重要なのは、感染した場合に命に関わるかどうかで、海外では重要度の高いボツリヌスや腸管出血性大腸菌に相当するレベルの食品媒介感染症というとらえ方をされています。

――なるほど、敗血症で高熱になったりするとのことですが、毒素を出すのでしょうか？

五十君　リステリア・モノサイトゲネスは感染型の菌で、多種の病原因子が知られています。「ヘモリジン」というものを持っており、ＴＨ１型の免疫を誘導して発熱反応を起こすことが知られております。毒素ではないですが、細胞膜障害性のある物質ととらえてよいと思います。

――敗血症になったら致死率が相当高いということですが、実際、その原因がリステリアと判明するのでしょうか。

五十君　日本の場合もそうですが、入院して血液検査、ないしは臨床検体から菌が分離されることによって、初めてリステリア症という診断が下ることになります。もともとこのリステリアというのは動物の感染症で、反芻獣の脳炎、あるいは流産の原因ということで知られており、家畜の脳炎ではリステリアに特徴的な病理所見が観察されます。家畜の場合、リステリアは食品からではなく環境中に存在するようです。

食中毒の発生状況と原因食品

――海外ではリステリアの集団食中毒の報告が多いようですが、どのような食材で発生しているのでしょうか？

五十君　過去の集団食中毒事例で最も多いのは、発酵乳製品であるソフトタイプのチーズ[※3]によるものです。発酵食品は通常、有害菌の増殖が抑えられるにもかかわらず、なぜかソフトタイプのチーズは、リステリアが爆発的に増えるということがわかっています。実際我々も以前調査して、海外から輸入したソフトタイプのチーズでは、10^8個とか非常に高い菌数が記録されており、おそらく最も重要な感染ルートと考えます。

――なるほど、他の食材はいかがですか？

五十君　他には、食肉の加工食品による集団事例がしばしば発生しています図表3。生の食肉検査の結果から、リステリアは30％ないし40％を超えるような高率で検出されている状況にあります。したがって加熱を適切に行えばよいのですが、どうしても食肉製品は加熱処理をしたときに生肉との二次汚染（交差汚染）を起こしやすく、加熱済みの食肉製品が汚染を受けやすい状況にあります。そして、低温で管理する間に増殖し、食中毒につながります。加熱済みの食肉加工品でも、そのまま食べるタイプの食品に関しても、感染例が多いと言われています。

――食品事業者さんにも、チーズや生ハムでリステリア汚染は大丈夫か、という問い合わせがあるようです。チーズの中でもナチュラルチーズに限定されるようですが、市場に出ているチーズ

※3　加熱したプロセスチーズではなく、非加熱のナチュラルチーズ。

は、全てリステリアの原因食材となるリスクがあるのでしょうか？

五十君　クリームチーズやマスカルポーネなど、ソフトタイプのチーズはリスクが高いわけですが、ハードタイプ・セミハードタイプでは、それほど菌が多くなることはないようです。さらに野菜料理も、コールスローサラダのように低温保存期間があるようなもの（後述）に比べ、新鮮なものはそれほど事例がありません。あとは魚介類ですと、日本は生でお刺身や寿司として食べますが、その場合は冷蔵期間が短くほとんど問題になることはないと思います。寿司ネタとしてアメリカに輸出されるものの場合、アメリカ側で検疫でつかまった例がたくさんあります。アメリカは現在リステリアに対してたいへん厳しい基準を設けているので、実際のリスクは低いと思います。

——生ハムはいかがですか？

五十君　一番よく聞かれる質問は生ハムですが、確かに生ハムの汚染率は高いです。ところが米

図表3　Ready-to-eat食品のリステリア汚染実態

	サンプル数	分離数 Lm	陽性率
ナチュラルチーズ			
国産	1,075	0	0
輸入	1,387	33	2.4
その他			
生鮮魚介類	2,659	41	1.5
加工魚介類	526	21	4
総菜	613	6	1
肉加工品	246	12	4.8
野菜	314	1	0.3
スモークサーモン	92	5	5.4

Lm：リステリア・モノサイトゲネス

厚生労働省研究班による調査データをもとに五十君氏が作成

市場のReady-to-Eat食品からも確実にリステリアは検出されているが、集団食中毒になるほどの菌数にまでは達していないと推測される。

国食品医薬品局（FDA）の評価によりますと、リステリア症のリスクのランキングはかなり低いのです。食品中で菌自体がなかなか増殖しないためで、その理由は食塩濃度が関係していると推測されますが、よくわかっていません。同様に、魚卵も汚染率は高いのですが、検出されても菌数は低く、消費期限内は菌数が低く抑えられているようです。そのため、実際に食べたとしてもリステリア症になる可能性は低いようです。

――やはり菌数の問題ですね？

五十君　菌数の推定値から発症者数を計算しますと、健常者がgあたり10^4の食品を100g食べた場合で、日本の全健常者のうち0・9人が発症するぐらいの低い確率です。市販の食品では汚染が確認されても一般的にg当たり100個を超えることはほとんどありません。また、魚卵は、汚染率が高い時期もありましたが、加工事業者の衛生管理の改善により、以前より汚染率が減少しています。

――魚卵の場合、リステリアはどこから来るのでしょうか？

五十君　環境から来ると思われるのですが、経路は不明で、製造工程上の検査を行い調査をしたもののよくわかっていません。ある程度汚染があったものが製造工程にリステリアのバイオフィルム[※4]を作って、そこからの二次汚染が起きたことが、汚染率の高い理由ではないかと考えられています。ただそれほど増えないので、実際のリステリア症と直結するデータにはなっていません。魚介類で唯一ヨーロッパでも問題になっているのはスモークサーモンです。今は低温で長時間かけて燻製をかける冷燻が主体なので、リステリアを完全に殺菌することはできません。その程

※4　微生物や微生物が産生する物質などが集合してできた構造体の総称である。一般に、微生物自身が産生する物質（主に、粘着性の菌体外多糖類、タンパク質やDNAなど）によって微生物をおおいながら形成し、バイオフィルム内で微生物は増殖などを繰り返すと考えられている。

度の燻製状態では低温管理が長期にわたるため、菌はゆっくりと増殖します。実際にスモークサーモンの国内汚染実態調査の結果を見ますと、100CFU／gというのが日本の基準になりますが、それを超えた1000CFU／g程度の汚染が報告されています。スモークサーモンの管理に関しては、消費期限をあまり長めにとらないようにしてほしいものです。

――あと海外では、野菜や果物の事例があるようですが……。

五十君　1980年代の前半からヒトでの集団事例が記録されています。最もインパクトを与えたのはカナダのコールスローサラダによるもので、製造時にキャベツのサラダを低温で熟成させるという期間があり、その間にリステリアが増えてしまったものを喫食することによって起こりました。当該キャベツの生産農場において羊がリステリア症で死亡していたという記録がありますので、関連性が疑われています。その他には、アメリカの多数の州にわたって発生したマスクメロンの集団事例があり、発症に至る経緯が推定されております。マスクメロンというのは網目状の

図表4　アメリカのリステリア食中毒の集団事例

・2011年８月頃から、アメリカのコロラド州で生産されたカンタープメロン（赤肉種マスクメロン）が感染源の集団食中毒が発生した。
・報告された患者数は19州で84人。
・患者の年齢は35～96歳。60歳以上が88%で、患者の平均年齢は、78歳だった。55%が女性で、妊婦が２人。
・最終的には16人死亡（CBS News）

〈FDA（食品医薬品局）からの推奨事項〉
・切ったメロンをすぐに食べる。
・４℃以下（0～１℃を推薦）で冷蔵し、７日以内に消費する。
・４時間以上室温で放置したメロンは廃棄する。

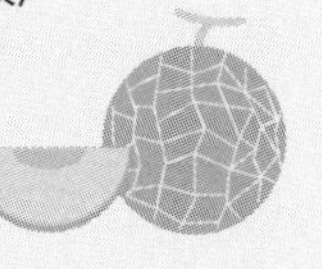

CDCによる集団食中毒情報をもとに五十君氏が作成

冷蔵保存するカットフルーツがリステリアに汚染され、増殖が加速して集団食中毒のリスクが高くなった事例。

ところはスカスカなのですが、日本のように丁寧な栽培をしておらず、地面にゴロゴロ転がされた泥付きの状態で回収しているようです。その後、ジャガイモ用の泥を取る洗浄機で洗浄したところ、洗浄機の一本一本の繊維にリステリアのバイオフィルムが形成されていたため、そこで汚染を受けた状態のマスクメロンが提供されたということです 図表4 。

――カットした野菜や果物を冷蔵保存する場合が、やはりリスクが高そうですね？

五十君　おっしゃる通りです。冷蔵保存だと、低温ですから他の菌は増殖が抑えられる一方で、リステリアが増えてしまう状況になります。米国ＦＤＡ（食品医薬品局）とＣＤＣ（米国疾病予防管理センター）からは、マスクメロンの管理について、そういったファクターを考慮して早めに消費しましょうという注意がなされたようです。高齢者の発症が多かったのは、冷蔵庫に保存しながら、時間をかけて少しずつ食べたことも原因と推定されています（冷蔵保存の期間が短ければ増殖しないため）。

特に妊婦は注意が必要

――妊婦さんはより注意が必要と聞きました。なぜなのでしょうか？

五十君　妊婦さんは菌数が低くても発症してしまうためです。妊婦さん自身は風邪様症状という、先ほどお話しした初期症状ぐらいで済むのですが、胎盤を通じて胎児に菌が移行してしまいます。それによって妊娠が途中で止まってしまう、いわゆる流産、あるいは場合によっては胎児が感染してしまって、新生児のリステリア症になってしまう。この場合は、脳炎などの非常に重篤な症状が出て、予後不良になることが多いのです。

――妊婦さんは、たとえばナチュラルチーズや生ハムは、できれば避けたほうがいいのですね？

五十君　はい。妊婦さんは、生ものや冷蔵期間の長い調理済みの非加熱食品は避けていただくのがよいと思います。感受性が高いですから、感染してしまう恐れがあるものについては、なるべく加熱・調理して食べることをお勧めします。妊娠期間は少し我慢していただくのが、お子さんのためにもよいでしょう。

リステリア対策の重要性

――先ほど、アメリカでは、リステリア対策のために、たいへん厳しい基準が設けられていると聞きましたが、どのような基準があるのでしょうか。

五十君　はい。今アメリカはリステリアについて他の国と違う規制をかけています。ゼロ・トレランスといって、リステリアがいるかいないかの定性検査で、いるとなった場合も、食品がリコール（回収）の対象になってしまうのです。一方、国際スタンダードであるコーデックス規格では、食べる段階で１００ＣＦＵ／ｇまでは許容しましょうというルールです。アメリカでは２０００年前後に、あまりにもリステリア食中毒による患者数が多かったために、目標値を設定しました。当時、死亡者数が半分になったら規制を緩めましょうと決めたのですが、いまだにその目標値に達していません。そのため食品のリコールの半数以上がリステリアによるもので、ものすごい経済損失になっています。

――日本の製造施設では、目立ったリステリアの集団食中毒が起こっていないのが、なかなか不思議に思えるんですが……。

五十君　日本では、寿司などの生食文化が家庭でも根付いていたことが、一番大きな原因ではないかと思います。リステリアは低温で長く保存することでリスクが上がってきます。もともと日本では食材の多くについて、新鮮なうちに食べてしまうという習慣があり、生ものや調理品を長期保存する習慣がそれほどないことが有利に働いたと思います。おそらく集団事例が起こるような高い菌数までリステリアが増える環境が少ないということではないかと……。ところが今、状況が変わってきており、欧米の食習慣に近づいてきているので、リステリアの集団食中毒がそろそろ起こってもおかしくない気がいたします。

――集団事例は、日本ではまだ起こっていないのですね。

五十君　実際は北海道で集団事例をひとつ記録しています。海外の文献を見ると、研究班で発表した事例が必ず引用されています。日本でも北海道のナチュラルチーズによる集団事例が記録されているのですが、国内ではいろいろな事情があって集団事例という扱いが取られておらず、周知されていません。この事例は死亡者が出なかったのですが、たまたまリステリアの血清型が弱毒タイプだったという不幸中の幸いでした。確認された患者数が40数名だったので、もし4bなどの強毒型[※5]であったら、致死率2割とすると、10人を超えるかたがお亡くなりになった可能性があります。それを考えると、本当に恐ろしいことです。

――国は食品事業者に対して、リステリア対策を義務付けているのでしょうか？　国際的にも衛

※5　リステリアの血清型は13種類（1/2a、1/2b、1/2c、3a、3b、3c、4a、4ab、4b、4c、4d、4e、7）に分類される。中でも1/2a、1/2b、4bの3血清型がヒト臨床株の大半を占める。

生基準がありますでしょうか。

五十君　いま日本では法律上、ソフトタイプのチーズとそれから調理済み食肉食品については100CFU／gという規格基準があります。海外ではReady-to-Eat食品全体にも基準が設けられているのですが、日本にはリスクの高いものだけ基準を設けるというルールがあり、このような基準をとっております。リステリアに関しては1980年代から海外で毎年のように集団事例が発生したことから、優先順位の非常に高い食中毒菌という扱いをしています。そのため輸出や輸入に関しては注意する必要があります。

――一般消費者にすると、輸入の際の検疫や流通事業者に対して、前述の規格基準のチェックをしているのか、という疑問をお持ちだと思うんですが……。

五十君　規格基準がある食品に対しては、地方自治体の協力のもと全国でいくつという数を決めてモニタリングしていると思います。輸入に関しては一定量の検査をしており、たとえばソフトタイプのチーズでリステリアが出ると、重点的に検査体制を切り替えています。検疫で一度検出されると、ブラックリストで重点的に精度を高くしてチェックが入るのです。

まとめると、一般消費者の中でも妊婦さんや高齢者ではリステリアに汚染する可能性のある生ハム・ソフトタイプのチーズ・魚卵・カットフルーツなどについて、リステリアを疑ってかかること、冷蔵保存を長期にしないことを心得ていただきたいところです。

取材を終えて

国内でもリステリアの集団食中毒はいつか起こる……

海外では集団食中毒がよく起こっているリステリアについて、国内でもいつか大きな死亡事故が起こるのではないかと心配している。今回、五十君先生のお話を伺って、よりその危惧が強くなった。①すでにリステリア症で亡くなった高齢者が多数いること、②原因食材が特定しづらく、日本では食中毒統計に載ってこないこと、③実際に、ナチュラルチーズ・生ハム・調理済み食品等でもリステリアが検出されていること、④冷蔵保存でも増殖すること、など、リスクは小さくない。ただ、これまで国内で死亡事故の報告がないことで、食品事業者によるリスク評価やリスク管理が十分とは言えない状況のように見える。

リスク管理の観点でいうと、2024年1月、羽田空港において航空機同士の衝突事故で、海保機の乗務員5名が亡くなった事故の件を思い起こすところだ。この航空機事故が起こるまでは、まさかそんなリスクがあることをだれが想像しただろう。また2024年3月に報告された紅麹サプリの問題も、それまで健康被害がなかったためにリスクを甘く見積もって、公表が遅れてしまったことが被害拡大につながった。リステリアも大きな集団食中毒が起こる前に、綿密なリスク評価およびリスク管理が必要ではないかと強く感じるところだ。

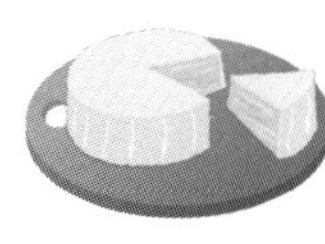

検証

リスク
8

サルモネラ

生卵の汚染率は
大きく下がったが、
温度管理が悪いと
食中毒のリスクは残ります。

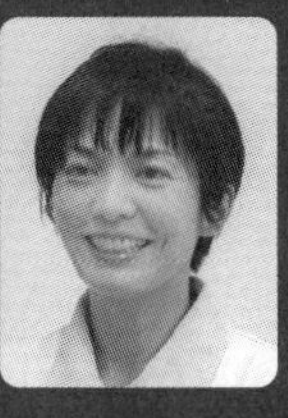

大河内 美穂
キユーピー株式会社 品質保証本部
食品安全科学センター 次長

聞き手 山﨑 毅

大河内 美穂 おおこうち・みほ
宮城県生まれ。東京大学大学院農学生命科学研究科修了。2002年キユーピー㈱に入社、研究開発本部を経て、2023年より現職。専門は食品微生物学。

サルモネラは温度管理が予防の要

サルモネラは腸内細菌科の菌で、鶏、豚、牛などのさまざまな動物の腸管に存在し、排泄物を介して河川、下水などの環境に広く分布している。[1)]サルモネラを原因とする食中毒は、1990年代に卵を原因とする事例が急増し1999年には1万2000人程度の患者が発生していた。[2)]しかし、2000年以降徐々に減少し、2022年には約7000人と10分の1以下に減少している。潜伏期間は最短8時間から最長4日程度で、症状としては下痢、腹痛、おう吐、発熱などである。

サルモネラは、鶏卵食品由来で食中毒を起こす原因菌として知られる。国内で生産される鶏卵の10個に1個を扱っているキユーピー㈱の病原微生物管理体制に詳しい大河内美穂氏に、サルモネラのリスクに関して教えていただいた。

生卵と食中毒リスク

――サルモネラによる食中毒の報道をたまに見かけますが、生卵が原因のことが多いのでしょうか？

大河内　１９９０年代には卵が原因のサルモネラ食中毒が多かったのですが、近年では、**図表1**の通り生卵が原因のことは多くありません。どちらかというと、食肉の加熱が不十分であったり、加工途中で食品に付着したりしたことが原因の報告が多いようです。ただ、卵による食中毒がま

memo

サルモネラ食中毒　（細菌性）

●感染源：保菌者および保菌動物（家畜、鶏、ねずみなど）の糞便、下水や河川水、食肉（特に鶏肉）およびその加工品、鶏卵、複合調理食品

●潜伏期：8～48時間（3～4日後の発症もある）

●症状：下痢、腹痛、おう吐、発熱（38～40℃）、全身倦怠感、頭痛、食欲不振

ったくないかというと、食中毒統計にはあがっていないですが、家庭で起こっている可能性はあるかと思います。また、海外では食肉だけでなく野菜が原因食材のサルモネラ集団食中毒の報告が多くなっており、家畜の糞便由来の汚染が疑われています。

——原因は卵に限らないということですね。ただ、卵はたいへん身近な食品なので、その分いまだリスクが高い印象もありますが、卵の殻にサルモネラ菌がついたとしても、殻の上では増えずに死ぬのではないかと思いました。乾燥していても菌は生き残るのでしょうか？

大河内　サルモネラは割と乾燥に強い菌種になります。過去の食中毒事例では、全国的に起こった、イカ菓子の「バリバリイカ」の事例[3)]や、海外ではピーナッツバターで起こった事例があります。殻の上でサルモネラが増殖するわけではないのですが、乾燥に強くて死なないのですね。もちろん加熱や殺菌料による洗浄で死にますので、きちんと対策をすれば問題ありません。

——卵の殻に鶏の腸管由来のサルモネラがつく場合が多いようですが、卵の中身にも汚染する場合がまれにあると聞きました。その場合、卵かけご飯（ＴＫＧ）やすき焼きは危ないのかと……。実際は、どうなので

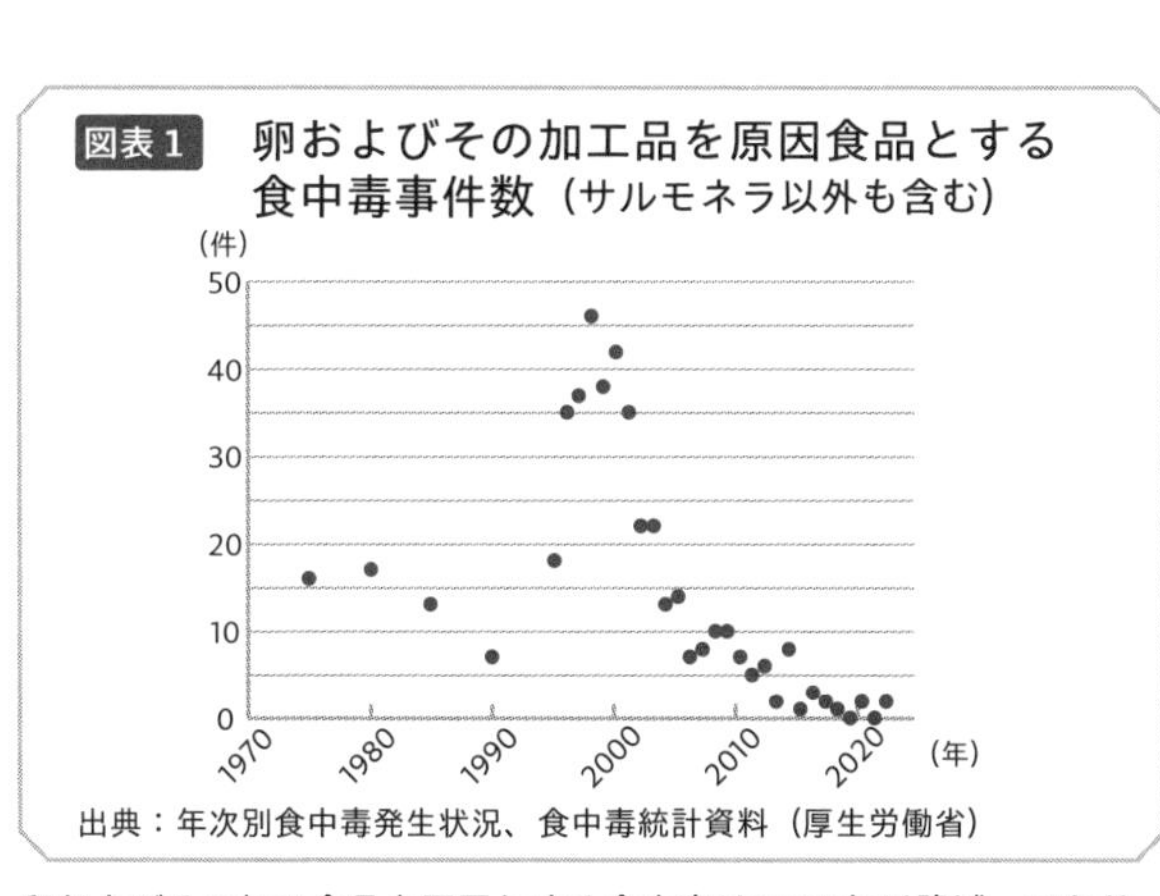

卵およびその加工食品を原因とする食中毒は2000年以降減っており、卵のサルモネラ汚染も十分抑えられていると推測できる。

しょうか？

大河内　低温管理されていた卵なら、健康な人が発症する菌量にならないので、日本で賞味期限内の卵でＴＫＧやすき焼き用の卵は問題ないと思います。ただし、小さいお子さんや高齢のかたは少ない菌の量でも発症することがあるため、やめておいたほうがよいかもしれません。

――ではまだサルモネラに汚染された鶏卵が市場に出まわることもあるのですね？

大河内　図表2、図表3の通り、市販鶏卵の３万個に１個の割合で卵の中がサルモネラに汚染されていると推測されます。通常、市場に出た卵の卵殻表面は洗浄されていますが、残存のリスクはあると考えられています。

――なるほど。そう考えると家庭でも卵かけご飯やすき焼きで生卵を食べると、リスクが残るということもあるのでしょうか。

大河内　今は流通での温度管理がしっかりしていますので、家庭でも冷蔵保存しておいて、卵を割ってすぐに食べれば、サルモネラによる食中毒のリスクは低いと考えられています。卵を割ったあと、常温で放置していたり、食べ残しを保管したりするとサルモネラが

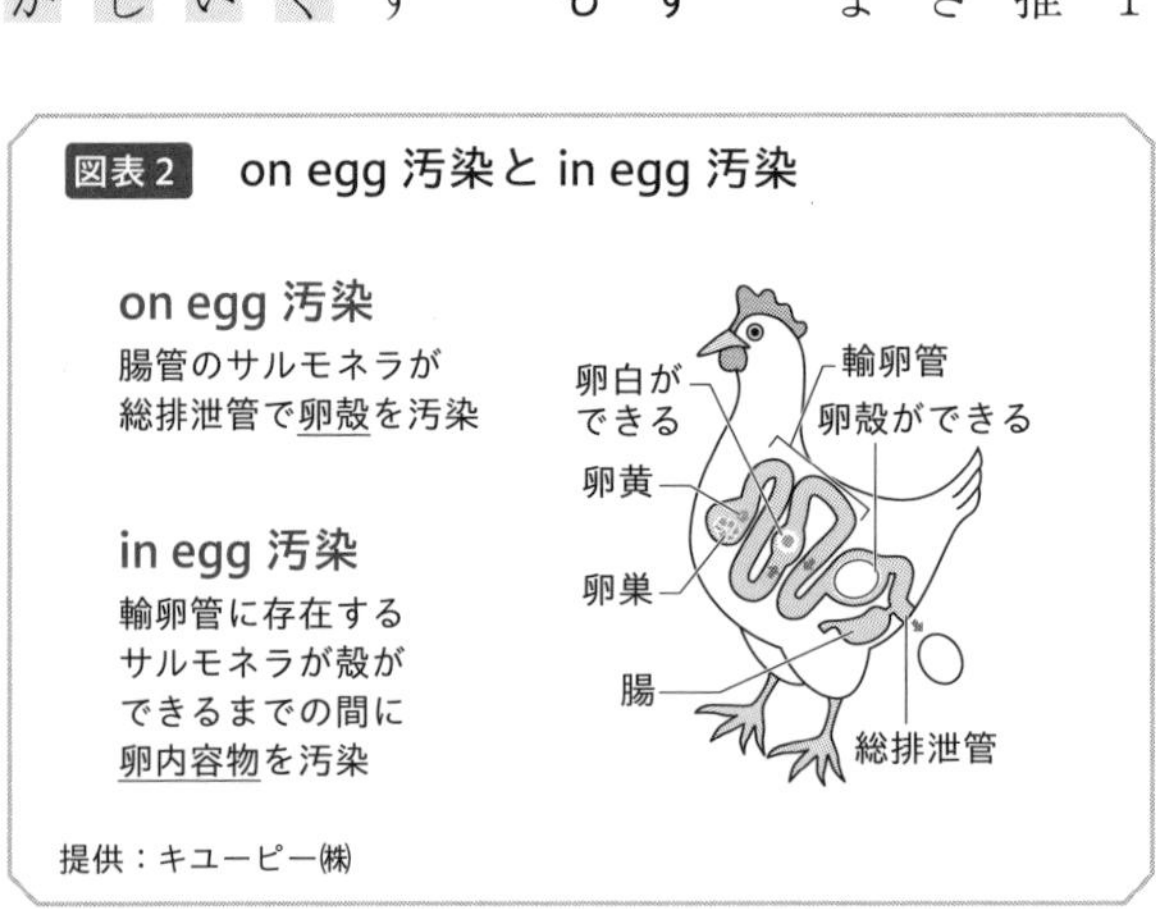

腸管由来のサルモネラは卵殻表面につく（on egg汚染）が、輸卵管由来の菌は鶏卵の内容物を汚染する（in egg汚染）。

増える可能性が出てくるので、注意が必要です。

サルモネラの特徴と食中毒の症状

——サルモネラによる食中毒では、下痢・腹痛・おう吐などの症状が出るようですが、何か毒素を出すのでしょうか？　毒素が出るなら菌が増殖したあとでは加熱してもだめなのかと……。

大河内　黄色ブドウ球菌のように食品中に産生された毒素（エンテロトキシン）による食中毒ではないので、あくまで感染して腸管内で菌が増殖することで発症します。[4)] 症状としては下痢・腹痛・おう吐など消化器症状が中心で、重い症状になって死に至ることもありますが、近年国内では死者の報告は少ないようです。

図表3　サルモネラ食中毒件数とin egg汚染率

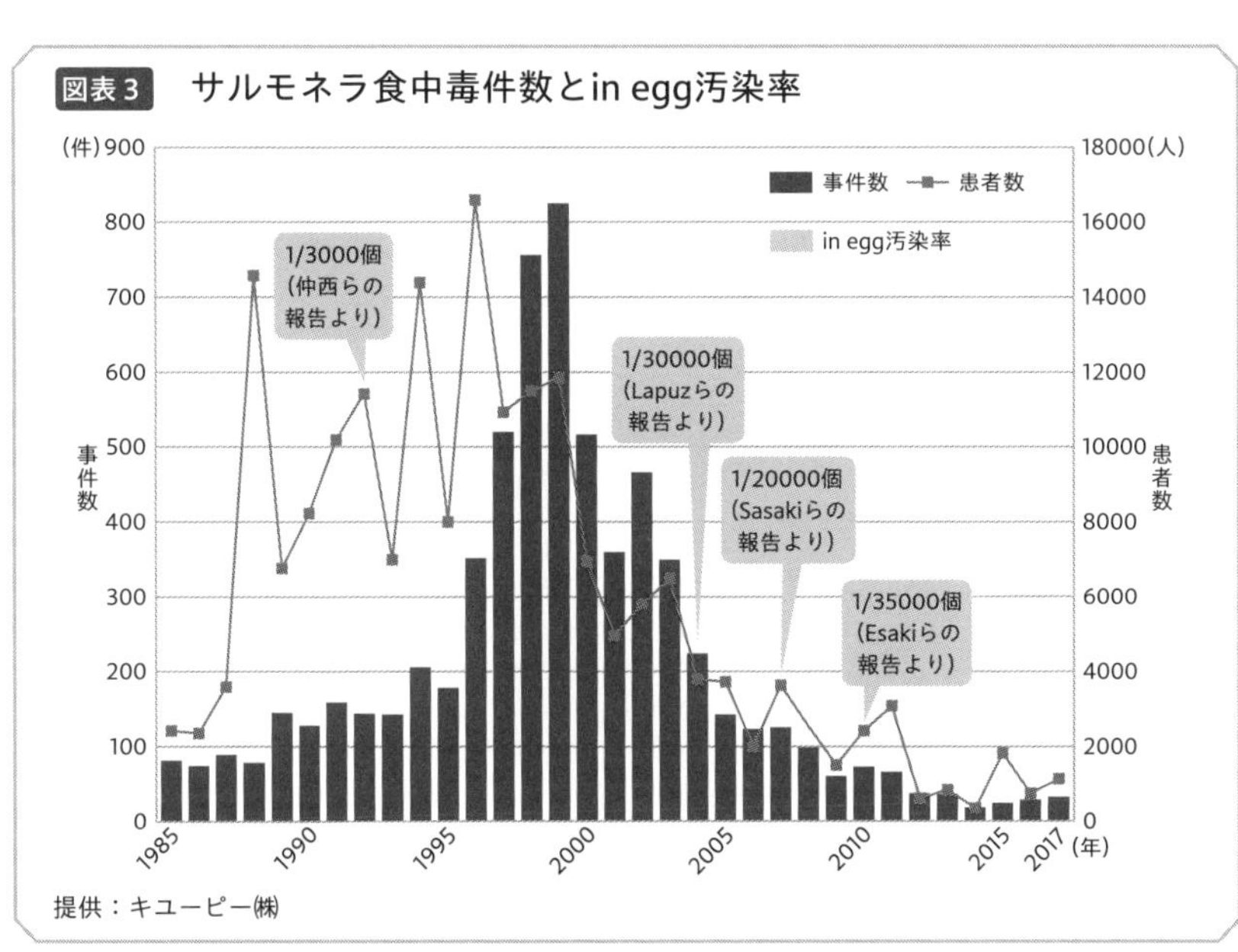

提供：キユーピー㈱

1990年代は鶏卵の約3千個に1個の割合でサルモネラのin egg汚染が認められたが、2000年代に入ってからは2万～3万5千個に1個のin egg汚染率に抑えられている。

――サルモネラによる食中毒が起こっても、同じ原因食品を食べて症状が出た人と出なかった人がいるそうです。サルモネラに感染しやすいかたがいるということでしょうか？

大河内　子どもや高齢者、免疫力の落ちたかたなどは、少ない菌数でも発症しやすいですし、どのくらい摂取したかの量でも異なります。食品安全委員会のリスクプロファイルを参照すると、どのくらいの菌数を食べてしまうと発症率が上がるかというデータがまとめられています。たとえば、菌数100個くらいを摂取すると1割くらいの人が発症とか、10^6食べるとほとんどの人が発症する、というようなことが過去実績として記録されています。[2)] だからといって、少しの量なら食べてもいいということではないですが、生卵を割ってから、すぐに加熱調理したり、喫食したりすれば、そこまで菌数が増えることがないとイメージしておくと、リスクは大分抑えられますね。

過去の食中毒事例と注意すべき原因とは

――サルモネラは菌数が増えなければ食中毒になりにくいということですが、未殺菌の卵や液卵でも、温度管理さえ間違えなければ、食中毒の心配はないのでしょうか？

大河内　菌数が増えなければ食中毒のリスクは低いので、温度管理ができていれば大丈夫なんですが、抜け道に注意が必要です。たとえば、カスタードプリンをたくさん作るのに、何個も割卵をしているうちに常温で液卵を放置してしまうとか、冷蔵庫に入れたけれども、温度が下がるまでに時間がかかってしまう、などの盲点があるんです。以前、イベント用に無添加のマフィンをたくさん製造した際に、常温で放置していて集団食中毒を起こした事例もありましたね。

――過去に起こったサルモネラによる集団食中毒では、何が原因で起こったかはわかっているのでしょうか？　洋菓子などの場合は、生卵の扱いが悪かったとか？

大河内　原因食品が残っておらずわからないこともあるのですが、わかっているものでは、図表4のように、洋菓子のティラミスで起こった食中毒事例があります。その当時は卵の中にサルモネラが汚染していることが知られていませんでしたので、洋菓子の製造現場で、たくさん割卵したあとに、液卵を常温に放置したことでサルモネラが増殖し、非加熱で製造されたティラミスで広域にわたる集団食中毒が起こりました。

――その当時はサルモネラによる食中毒もかなり多かったようですね。

大河内　殻付き卵の流通が常温だったので、殻の表面に付着したサルモネラが割卵の際に卵を汚染したり、人間の手指を介して二次汚染も起こったりしたものと思われます。さらに、卵の中のサルモネラ汚染が3000個に1個と、今の10倍でしたので、割卵後の温度管理がよくないと食中毒がよく起こったのだと思います。常温管理の殻付き卵の場合、だんだん卵黄膜が弱ってきて、

図表4　サルモネラ（SE）による食中毒事例

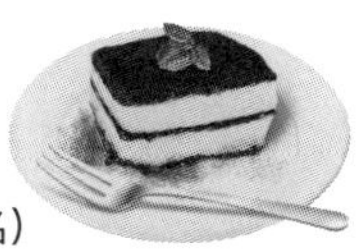

発生年月：1990年9月
発生地域：中国・四国地域1府9県
発生規模：患者697名
＊20代の女性が中心（230名）
原因菌：Salmonella Enteritidis
原因食材：当時流行していた「ティラミス」。
発生経緯：患者宅で保管されていた残品から10^2～10^8個/gのSEが分離。
製造状況として、液卵が5時間もの間、室温25℃に放置されていた⇒卵の汚染の可能性が高い。

参考：国立感染症研究所感染症情報センター（IASR）ウェブサイト
https://idsc.niid.go.jp/iasr/CD-ROM/records/12/13105.htm

卵黄の成分が卵白に染み出すようになり、卵の中のサルモネラの量が増えるのでしょう。

2023年にも通常の受注量よりも多く製造したお弁当で、サルモネラ食中毒が発生した事例がありました。[5)] 鶏卵を前日に割り冷蔵保存し、だし巻き卵を作る間に常温で長い時間置かれていたことが原因と推定されています。鶏卵のサルモネラ汚染率が下がっても、加工時に適切に取り扱わないと食中毒のリスクはあるのです。

加熱殺菌した液卵ならサルモネラの衛生管理が不要に?

――キユーピーでは、お菓子屋さん向けに液卵を売っていると聞きましたが。

大河内 はい。今でこそ殻付き卵の表面がきれいに洗浄されたものが多いですが、それでも割卵する際に、手がサルモネラに汚染されて二次汚染が起こるリスクがあります。そのため、できるだけ製造現場にサルモネラを持ち込まないために、加熱殺菌された液卵を製造しています。

――どうやってサルモネラが入らないよう管理されているんですか?

大河内 殺菌液卵には法令で決められた規格基準があり、サルモネラが液卵25g中にいなくなるようにすることが決められています。たとえば、液全卵についてはバッチ式（液卵の殺菌方法のひとつ）であれば58度で10分以上など、サルモネラを十分殺菌できる温度と時間の基準も示されています。

卵を加熱すると固まってしまうのではないかと思われがちですが、卵が完全に固まる温度とサルモネラを十分殺菌できる温度には差があるので、菓子作りや料理に使用できる固まっていない液状の卵が製造できます。ただ、サルモネラを殺菌する加熱で一部のタンパク質は変性してしまうので、あらかじめ砂糖を配合したり加熱方法を工夫したりするなどして、卵を使ったお菓子や料理の仕上がりへの影響が少なくできるように研究・商品開発をしています。

――それは素晴らしいですね。昨今、卵が原因のサルモネラ食中毒がお菓子屋さんでなくなってきたのも、そのような対策がひとつの要因かもしれませんね。

大河内　そうだとうれしいですね。ただ、お菓子の種類によっては、殻付き卵から作ったほうが美味しい場合もあると思いますので、その場合は温度管理・衛生管理などのＨＡＣＣＰ対応をお菓子屋さんの製造現場でされているものと思います。とはいえ、サルモネラの汚染が起こらないようにするには気を遣いますので、安全かつ効率のよいお菓子作りに殺菌液卵をご利用いただければと考えています。

卵の生産者におけるサルモネラ対策は？

――卵のサルモネラ汚染が減ってきた理由は、養鶏農家さんから流通まで、いろいろな対策をされたからかと思いますが、ワクチンも使われているのでしょうか。

大河内　１９９０年代はサルモネラによる食中毒がかなり流行りましたので、養鶏農家ではいろいろなサルモネラ対策が講じられてきました（図表5の第一段階）。ワクチンによる対策も行われるようになり、サルモネラ汚染の減少に寄与していると考えられます。

――地方では道端で販売されている卵もありますが、スーパーで販売されている卵とでは、サル

図表5 サルモネラ食中毒を防ぐための対策

第一段階

- 輸入ひな
  - 検査によりSE陽性ひなの排除
- 種鶏場
- 採卵養鶏場
  - ① 感染鶏の排除
  - ② 鶏舎の洗浄･消毒･オールイン･オールアウト方式
  - ③ ネズミ、野鳥の侵入防止
  - ④ 従事者の衛生管理
  - ⑤ 車両等の消毒
  - ⑥ SEフリーの飼料･飲料水
- ふ卵場
  - ･機器、器具･器材等の洗浄･消毒
  - ･従事者の衛生管理

第二段階

- GPセンター（洗卵）
  - ･ひび割れ、糞便汚染卵の排除
  - ･消毒薬による洗卵
  - ･洗卵水の温度管理
  - ･器具器材･施設の消毒
  - ･卵殻の乾燥
- 輸送・販売店
  - 輸送販売時の温度管理
- 鶏卵加工工場
  - ･加熱温度管理
  - ･品温管理
  - ･一般衛生管理
  - ･検査による現状把握と対策

第三段階

- 食品工場
- 集団給食施設
- 飲食店
- 家庭
  - ･10℃以下の冷蔵庫保管
  - ･保管時間(期間)
  - ･調理時の加熱温度管理
  - ･増殖防止
  - ･二次汚染防止
  - ･汚染･非汚染区域の区分
  - ･洗浄･消毒
  - ･手指の洗浄･消毒

提供：キユーピー㈱

生産者から加工・流通・販売業者らによるさまざまな防疫対策が施されたことにより、鶏卵のサルモネラ汚染率は大きく抑えられたと評価されている。

モネラ対策に何か違いがあるのでしょうか？

大河内　道端で販売されているものについては、卵殻の洗浄が不十分かもしれません。保管状況にもばらつきがあるように思います。スーパーやコンビニで販売されている卵では、卵を集荷して洗卵を担っているGPセンターで、ひび割れ・糞便汚染卵の排除から、殺菌料（次亜塩素酸水）による洗卵、冷蔵管理などを行い、安全かつ衛生的な鶏卵を市場に供給するうえで、重要な役割を担っています**図表5**。

また、その後の鶏卵加工工場や食品工場においても、衛生管理・温度管理・殺菌条件の徹底がされていますので、それによって鶏卵によるサルモネラ食中毒はかなり減ったものと思います。厚生労働省の食中毒統計でも、1990年代後半から大きく減少しています。

――明らかに加熱調理したような卵料理のお総菜（だし巻き卵やオムレツなど）であれば、サルモネラの食中毒の心配はないと思っています。それは正しいリスク感覚でしょうか？

大河内　そうですね、大丈夫です。ただし、一般家庭においてご自身で半熟調理したものを、お弁当に入れて持って行くなどの場合は、温度管理ができないので注意が必要ですね。業務用には、サルモネラを十分殺菌できる調理をした卵加工品などを販売しており、お弁当などでも活用いただいています。

生卵の保存で注意すべき点は？

――卵は冷蔵保存すべしと言われるのですが、私がよく行くスーパーでは常温で陳列してありま

す。大丈夫なのでしょうか？

大河内　スーパーでの陳列で回転よく売れている場合は、常温に近いところに置かれているかもしれませんが、実際の流通現場では冷蔵管理されていますのでご安心ください。逆に、卵を買って帰ったら、必ず冷蔵保存をお願いします。卵の賞味期限設定は、冷蔵保存されていることを前提にして行われています。

――卵を買ってきて冷蔵庫で保管すれば、賞味期限までは生で食べられると聞きました。うちの母親が「食品ロスはよくない」と言って、賞味期限を過ぎてもＴＫＧで食べています。大丈夫でしょうか？

大河内　これはいけないですね。確かにサルモネラの汚染率はかなり下がりましたが、３万個に１個は卵の中にサルモネラが残っていると考えると、リスクはあります。賞味期限設定の根拠は、生卵にサルモネラ菌を接種して、どのくらいの速度で増殖するかを見たデータとなっています。ですので、冷蔵保存の温度が10度前後とすると、ゆっくり増える菌もあります（2度以下ならば増えない）。ということは、運が悪いとサルモネラにあたる可能性が残るということなので、賞味期限を過ぎたら加熱して食べるほうが安心ですね。

――冷凍ならどうなのでしょうか？アニサキスは冷凍なら死ぬと聞きましたが……。

大河内　冷凍してもサルモネラ菌は死なないですが、増えも減りもしない眠った状態ですね。解凍したあとは、同じような衛生管理が必要と思います。

――冷蔵庫で保管していた卵でも殻が割れていたものは食べないほうがよいと言われました。温

度が低ければ大丈夫と思っていましたが、やはりよくないのでしょうか？　あと殻が割れていても十分加熱すれば大丈夫でしょうか？

大河内　殻が割れたあとは、サルモネラだけでなく卵殻上の菌が汚染して、腐敗のリスクが上がります。ですので早めに加熱して食べることが重要です。

キユーピーの卵製品における殺菌技術

――キユーピーでは国内で生産される鶏卵の約1割を扱っていると聞きました。卵を使った製品を製造・販売・流通される際に、サルモネラ対策で一番重視しているポイントを教えてください。

大河内　サルモネラ対策で一番重視しているのが、適切な加熱管理です。次に、加熱前後の品温管理、殺菌前のものから殺菌後の製品への二次汚染防止でしょうか。そのあたりを商品ごとに実験して過剰な加熱にならず十分殺菌できる条件を設定しています。業務用でパン・菓子製造や、外食に貢献してきた技術を使って、栄養に優れた卵のおいしさを、家庭でも手軽に味わっていただきたいという思いで、家庭用にも商品を展開し始めています（148ページ参照）。

――ファストフードやファミレス、牛丼などの外食チェーンにも業務用の卵製品を販売されていると伺いました。

大河内　はい。おかげさまで、サルモネラ対策も含めた安全性と汎用性のよさに加えて、美味しさに関しても卵のよさを手軽に味わえるよう工夫しており、ご愛顧いただいております。

――御社の卵商品で家庭では難しい技術が生かされたものなどあったら教えてください。

キユーピーの卵製品の利用例（商品カテゴリー）

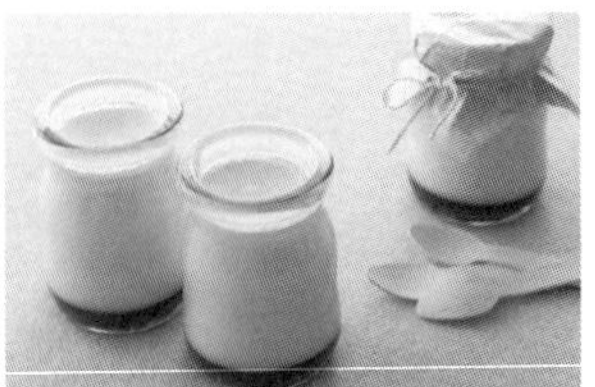

〈液卵・凍結卵〉新鮮な鶏卵を原料とし、衛生的に割卵・殺菌した商品。加熱殺菌済みなので、サルモネラ、黄色ブドウ球菌等の心配がない。

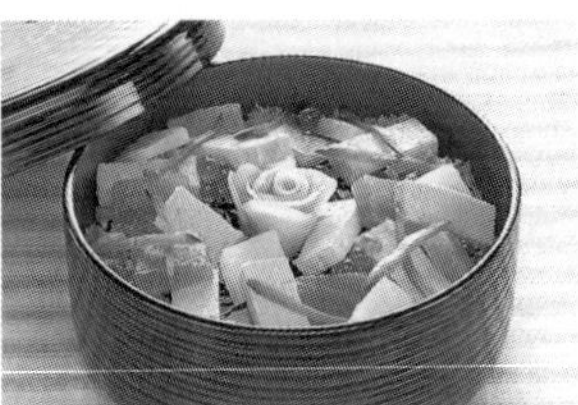

〈たまごやき〉独自の配合技術により、たまごやき本来の風味と食感を実現。

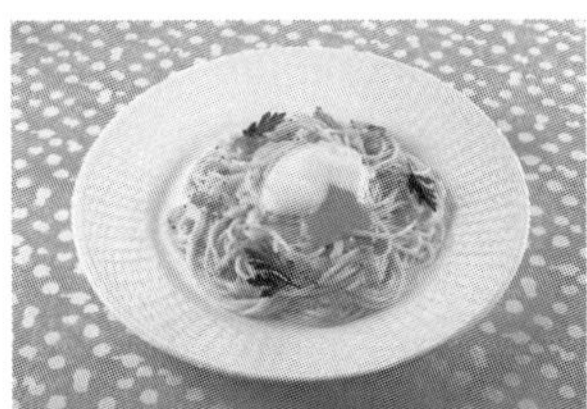

〈加工鶏卵・茹卵〉殻付卵を衛生的に加熱加工した商品。独自の技術でサルモネラを殺菌した殻付卵、とろ～りとした半熟も実現。

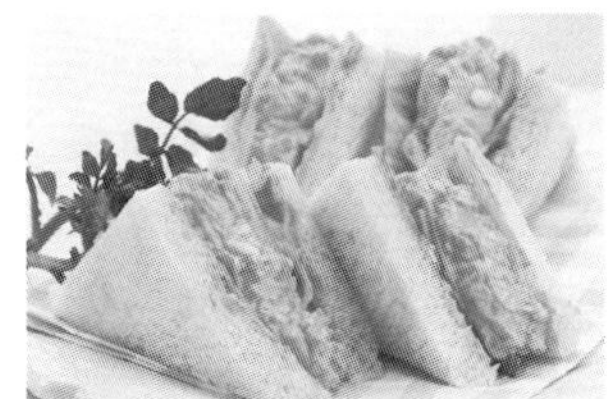

〈たまごサラダ〉いつでも作りたての風味と食感が味わえるたまごサラダ。

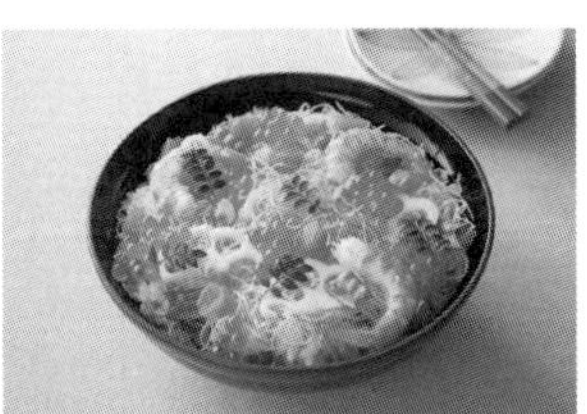

〈乾燥卵・乾燥食材〉乾燥卵は、厳選した卵を衛生的にスプレードライした粉末状の商品。「安全性」「経済性」「簡便性」に優れている。乾燥食材はマイクロ波で加熱・乾燥加工した商品。ちらし寿司などに利用できる。

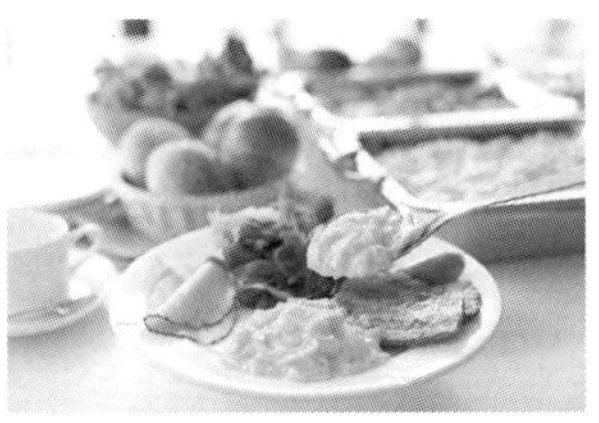

〈オムレツ・スクランブルエッグ〉当社独自の技術でさまざまな食感や色、形、味付け、日持ちの商品を実現。朝食ビュフェやトッピング、お弁当にも安心して利用できる。

大河内　洋菓子向けの液卵では、卵の種類にこだわることで、色や風味にバリエーションを持たせて販売しています。鶏が食べる餌などによって、卵黄の色味や風味が変わってくるのです。たとえば、卵黄が白っぽくあっさりとした風味の液卵を使うと、いちご等を生地に練り込んだケーキを作る場合に、卵の機能はしっかりあるため食感はふんわりと、かつ、フルーツの色と風味を引き立たせたケーキにすることができます。パン・製菓メーカー様に活用いただいています。

また、電子レンジで温めても半熟状を保てるように加工したオムレツやスクランブルエッグなども販売しています。こちらは、温め直したいお弁当や、保温する外食メニューで活用いただだいています。今後も業界全体で安全かつ栄養価が高く、美味しい卵製品の研究開発・製造・販売に努め、皆さまの豊かな食生活に貢献していきたいと思います。

出典

1) サルモネラ食中毒（日本食品衛生協会）　https://www.n-shokuei.jp/eisei/sfs_index_s01.html
2) 「食品健康影響評価のためのリスクプロファイル～鶏卵中のサルモネラ・エンテリティディス～（改訂版）」（食品安全委員会）　https://www.fsc.go.jp/sonota/risk_profile/risk_salmonella.pdf
3) 「全国的に患者発生のみられたイカ菓子によるサルモネラ食中毒について」（東京都感染症情報センター：東京都微生物検査情報（月報）　20(8), 1999）　https://idsc.tmiph.metro.tokyo.lg.jp/epid/y1999/tbkj2008/
4) 「あなどるなかれ食中毒」（食品安全委員会）　https://www.fsc.go.jp/fsciis/attachedFile/download?retrievalId=kai20160602ik18&fileId=030
5) 厚生労働省薬事・食品衛生審議会食品衛生分科会食中毒部会配布資料　https://www.mhlw.go.jp/stf/newpage_37557.html

取材を終えて

サルモネラによる食中毒件数は減ったが菌は残っており油断は禁物

　昨今、国内でのサルモネラによる集団食中毒がかなり減ってきた理由として、鶏卵でのサルモネラ対策が生産現場から食品工場・流通まで徹底されたことが主要因と思われた。ただし、牛・豚・鶏の糞便からサルモネラが消えたわけでもなく、海外ではいまだによくサルモネラによる集団食中毒が起こっている。サルモネラ菌が卵の中に侵入している「in egg汚染」が3万個に1個残っていることを考えると、卵を扱う事業者も消費者も衛生管理・温度管理を甘くして大丈夫ということではない。サルモネラによる食中毒のリスクは決して小さくはなく、特に、子ども・高齢者・免疫力の落ちたかたの場合は、少ない菌数でも死亡リスクが残ると考えるべきだろう。

　そうすると、フードチェーン全般に関与する食品事業者と消費者が、ともにリスク管理としてのサルモネラ対策を維持・継続することが重要だ。TKGやすき焼きで、冷蔵管理していた殻付き卵を割って、すぐ食べる生卵はリスクが許容範囲内で安全だが、自宅で調理した半熟卵をお弁当に入れて、室温のままお昼まで放置すると、サルモネラ増殖のリスクが無視できなくなるという違いがあることを、消費者もよく理解しておく必要があるだろう。

　国内で生産される鶏卵の10%を加工食品製造に利用しているキユーピーが、美味しい卵加工品を世に供給しているその裏で、安全第一のサルモネラ対策に努めていることは、あまり知られていない。今日あなたが外食チェーン店で注文したトッピングの卵が、実はキユーピーで殺菌製造された加工品だすると、サルモネラ汚染の心配はないということだ。

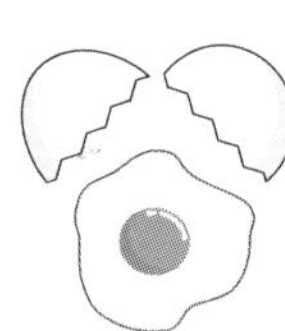

検証

リスク9

アニサキス

意外にも食中毒件数のトップ。痛みの原因はアレルギーの可能性も!?

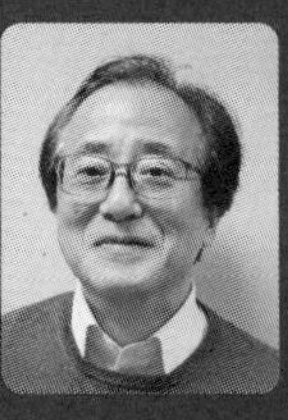

杉山 広
国立感染症研究所 客員研究員

聞き手 小島正美

杉山 広 すぎやま・ひろむ
1957年大阪府生まれ。大阪府立大学助手を経て、国立感染症研究所寄生動物部室長、現在、国立感染症研究所客員研究員、麻布大学生命・環境科学部客員教授。

芸能人の悲痛な体験で注目

ここ数年、名の知られたタレントが相次いで「こんな痛みを経験したのは初めて」などと体験を告白して注目されるようになったアニサキス症。今では、寄生虫のアニサキスを知らない人はいないほどになってきたが、その正体やリスクの大きさを正確に知る人は意外に少ないのではないか。アニサキス症は寿司や刺身などの魚介類を生食する日本の食文化と深く関わるだけに、この食中毒を防ぐためにも科学的な知識を身につける必要がある。

アニサキス症研究の第一人者である杉山広先生にアニサキス症の最新情報を教えてもらった。

クジラから人の口に入る経路

——まずは、アニサキスとはどんな生き物なのでしょうか。

杉山　アニサキスとは実は学名で、これを和名にせずにアニサキスとそのまま呼ぶようになった線虫の総称です。海の生物に住みつく寄生虫の仲間ですね。ヒトに病気を起こすアニサキスの幼

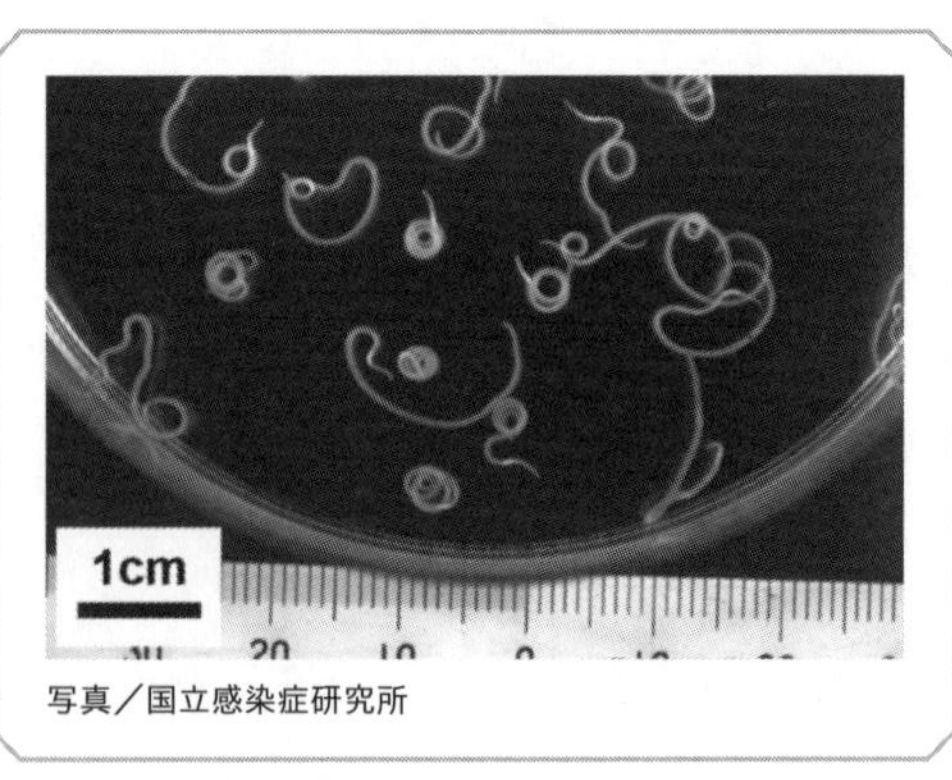

写真／国立感染症研究所

スケトウダラから取り出したアニサキスの幼虫。体長は2～3cmで、肉眼でも十分に見える。活発に運動する。

memo

アニサキス食中毒　（寄生虫症）
- ●感染源：海洋性の魚介類（サバ、イワシ、アジ、イカなど）
- ●潜伏期：１時間から36時間。約70％が８時間以内に発症
- ●症状：激しい腹痛、悪心、おう吐、じんま疹

虫は、白っぽい糸くずのような虫です。

――線虫なのですね。どんな経路で人の口に入るのでしょうか。

杉山　アニサキスの成虫（長さ20～30㎝）はクジラの消化管に寄生しています。この成虫が産んだ卵がクジラの糞便とともに海中に排出され、海中でふ化します。卵から産まれた幼虫はオキアミという小さな甲殻類に食べられ、幼虫として発育します。そのオキアミがイカやサバ、イワシなどに食べられると、アニサキスはそれらの魚介類の内臓や筋肉に移行し、幼虫の状態で蓄積されます。

そして、人がサバなどの魚介類を刺身などで食べると、長さ2～3㎝のアニサキスは幼虫のまま、人の消化管に入ります（図表1）。ヒトや魚の中で増殖することはありませんが、ヒトの胃や腸の粘膜に穴をあけてもぐり込む（穿入（せんにゅう）と言う）と激しい腹部の痛みや悪心、おう吐などの症状を生じるのです。

――もともとはクジラにいたアニサキスが食物連鎖という長い旅路を経て、人の消化管に入る

図表1　アニサキスの生活環

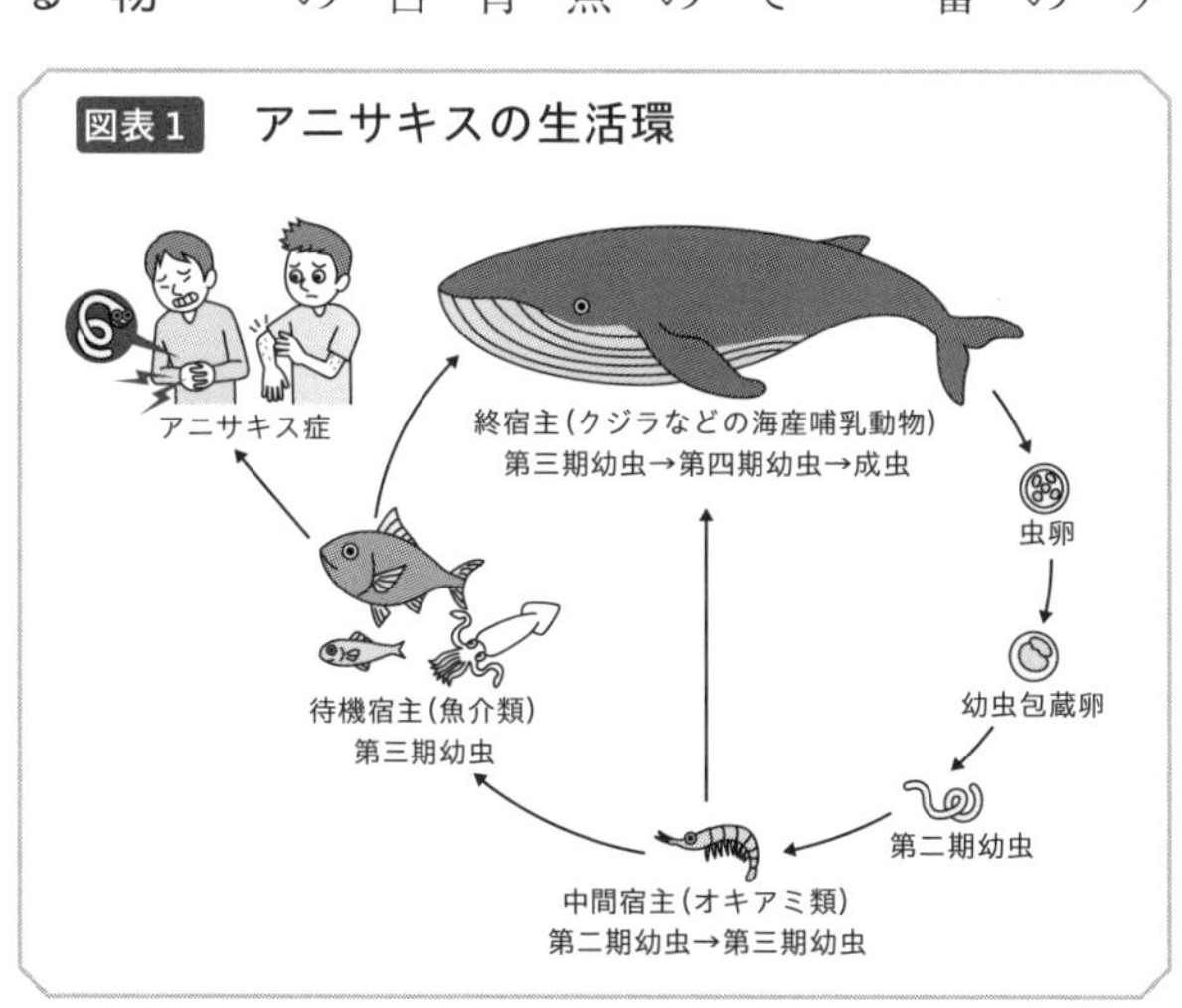

アニサキスの起源はクジラの消化管。その糞便から卵が海中に出て、ふ化し、甲殻類を通じてサバやイワシなどに移り、クジラに行かず人の口に入る。

わけですね。食べたあと、どれくらいの時間で症状が生じるのでしょうか。

杉山　アニサキスのいる魚介類を食べて感染すると、人によって差はありますが、30分～1日半後に激しい胃あるいは腸の痛みが生じます。アニサキスによる症状のうち、虫体が胃に穿入して起こる「胃アニサキス症」がアニサキス食中毒の約9割を占めます。発症のしやすさに男女差はありませんが、不思議なことに、胃に数匹ものアニサキスが穿入していても、症状が出ない人もいます。

　意外に知られていませんが、腹部の激痛は幼虫が胃の粘膜に食いつくのが原因ではありません。アレルギー反応の結果として腹痛が起こるのです。また、魚介類が原因とされる食物アレルギーのうち、魚介類そのものがアレルゲン（アレルギーを引き起こす原因物質）ではなく、実はアニサキスが原因だったという研究報告もあります。

救急搬送で意外に多いアニサキスによる成人のアナフィラキシー

――ということは、サバを食べてアレルギーを起こした人の中には、アニサキスが原因だったというケースもあるわけですね。アナフィラキシー[※1]のような症状も起きるので、やはりアニサキスは要注意ですね。

杉山　その通りです。胃アニサキス症患者の約3～4割にアレルギー反応としてじんま疹が出ます。さらにアレルギー反応が激しくなると、血圧低下や意識喪失などの症状を伴うアナフィラキシー（劇症型アニサキス症）が発生します。

※1　アレルゲンの侵入で数分～数時間後、皮膚のかゆみ、呼吸困難、血圧低下、じんま疹などが全身に生じる激しいアレルギー反応。

帝京大学医学部附属病院（東京都板橋区）の救急医療チームが、２０１５年から２０１７年の３年間にアナフィラキシー症状で同病院救急科を受診した16歳以上の患者１８１例を調べたところ、食物を原因とする患者が78例で最も多かったのです。驚くべきことに78例のうち28例（36％）の原因がアニサキスでした。ちなみに、次いで多かったのは小麦アレルギー（21例）でした。つまり、アニサキスはアナフィラキシー症状の救急搬送のうち、最多の15％を占めていました。

——信じられないほど高い数字ですね。となると、どんな魚にアニサキスが多いかがとても気になります。

杉山　いうまでもなく日本の近海にはさまざまな魚介類が生息していますが、これまでに１６０種類以上の魚介類からアニサキスの幼虫が検出されています。食中毒統計（２０２２年）によると、感染源となる魚介類のうち、サバが49％と最も多く、次いでイワシ、ヒラメ、アジ、サンマの順です**図表2**左。アニサキスの幼虫は、小魚を食べて食物連鎖の上位に来る魚に多いことがわかりますね。

ただ、常にサバに多いというわけではなく、季節や年によって変動が見られます。２０１８年にはカツオを原因とするアニサキス食中毒が目立ちました。黒潮の流れが変わったことによる影響もあるようです。また9～10月に限れば、サバよりもサンマによる感染例が上回る年もあります。サバにだけ気をつけていればよいということにはなりません。

食中毒件数で最も多いのは実はアニサキス

――日本は四季折々にさまざまな魚介類が流通していますので、アニサキスによる食中毒はかなり多いと思います。毎年の発生件数はどれくらいでしょうか。

杉山　厚生労働省がまとめた食中毒統計を見ればわかるように、たとえば２０２２年には、アニサキスによる食中毒が年間に５６６件あって、食中毒全体の約６割を占めました **図表2** **右**。次いで多いのが、生の鶏肉が主な原因のカンピロバクターの１８２件（全体の約19％）、そしてノロウイルスの59件（同６％）の順です。アニサキスは、ノロウイルスと違い、ヒトからヒトへ感染することはありませんが、食中毒の件数はとても多く、侮れないことがわかりま

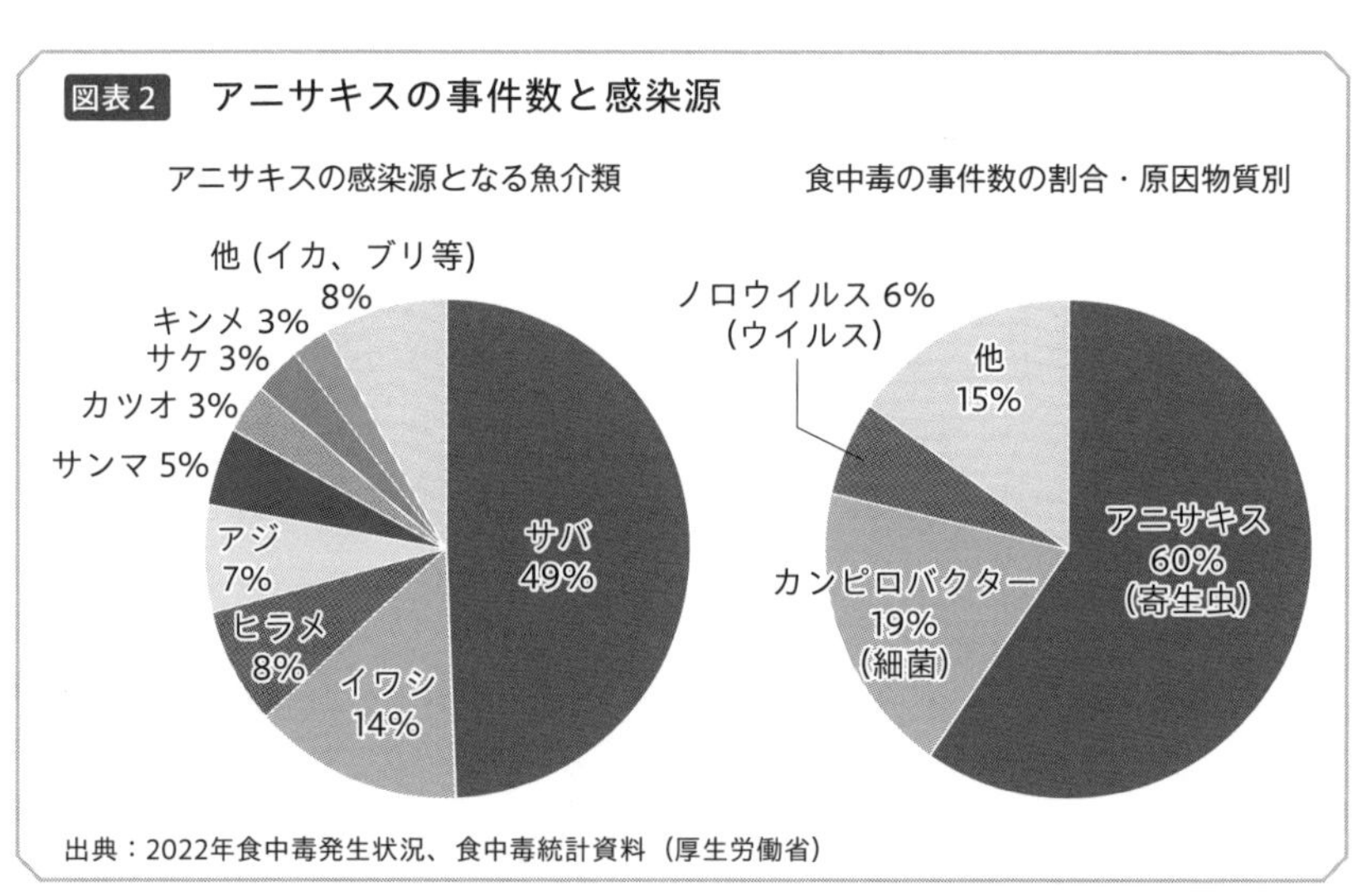

（左）感染源として最も多い魚はサバ、次にイワシ、ヒラメ、アジの順番。ただ季節別に見るとサンマが上位にくる時期もある。（右）食中毒の報告件数で一番多いのはアニサキス。しかし、実際の発生件数はもっと多い。

すね。

なぜ、2012年あたりから急に増えたのか

――私は食担当の記者（毎日新聞社）として、長年、食中毒の記事をよく書いていました。しかし記事のほとんどは、生肉や生卵などが原因の病原性大腸菌やサルモネラ属菌、そして鶏肉のカンピロバクターでした。食中毒統計でアニサキスによる食中毒件数がいつのまにかトップになっていたのは本当に意外でした。図表3の食中毒の推移を見ていて気付いたのですが、アニサキスの報告件数は2012年あたりから徐々に増えています。アニサキスは昔からいたはずです。2007年には6件しかなかったのに、なぜ、急に増えたのでしょうか。

杉山　それは法律が関係しています。2012年12月、食品衛生法施行規則の一部が改正

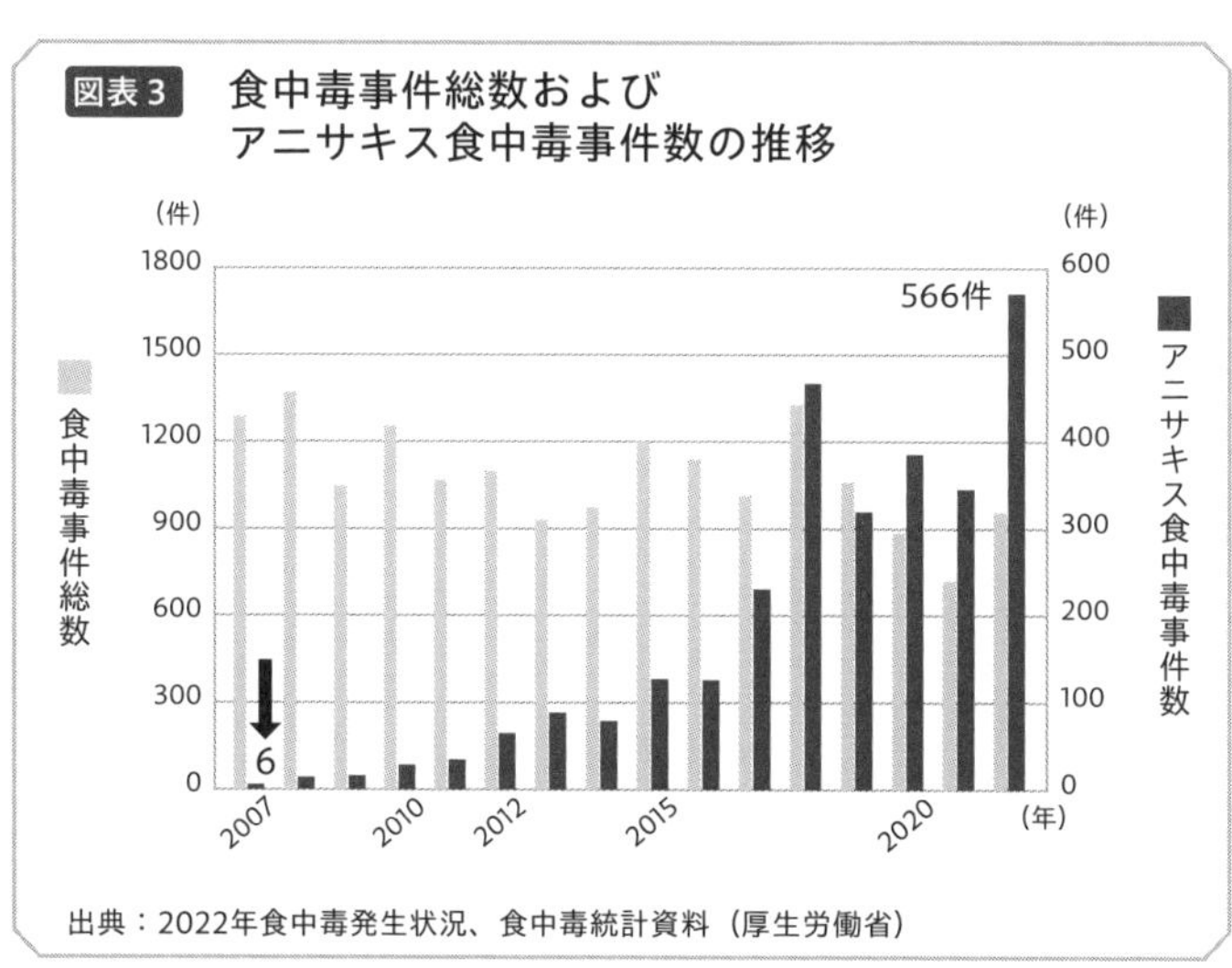

アニサキスの件数が2012年から急に増え始めたのは、法律改正でアニサキスが病因物質として医師の届出票に明記されたためだ。

され、アニサキスは食中毒の病因物質のひとつとして、食中毒患者等届出票に記入され、医師が届出するよう新たに方針が強化されたのです。つまり、患者を診た医師がアニサキス食中毒と診断した場合、届出票に「病名は急性胃腸炎で原因はアニサキス」と明記して、地域の保健所に届け出ることが必要と確認されました。

――法律の改正で医師による届出数が増え、統計の数値が現実をより正しく反映するようになったわけですね。それでも、ここ数年間は特に増えているように思いますが、その背景には何があるのでしょうか。

杉山　最近は名の知られた芸能人がアニサキスの被害体験をネットで公表するようになり、アニサキスに対する世間の認知度が上がりました。おそらく、それが主な要因と考えられます。認知度が上がったため、多くの人が、魚介類を食べたあとに腹痛が起きれば、アニサキスかもしれないと医療機関を受診するようになります。患者の受診件数が増えれば、医療機関もさらに積極的に症例を保健所に報告するようになります。結果的に食中毒件数が増えたわけです。また冷凍・冷蔵技術の進歩で新鮮な魚介類が全国にくまなく流通するようになったことも、アニサキスの食中毒件数が増えた要因のひとつでしょうね。

レセプトを解析したら、約50倍も多いアニサキス症

――法律の改正でアニサキス食中毒の実態はより正確にわかるようになったと思いますが、さらに確度の高い発生件数を知る方法はあるのでしょうか。

杉山　実をいうと、アニサキスの食中毒は国による統計の数値に比べて、約50倍も多いと推計しています。

——50倍も多いのですか。どうやって調べたのでしょうか。

杉山　医療機関が診療報酬を健康保険組合に請求するレセプト（診療報酬明細書）を解析した私の研究結果を紹介しましょう。国民皆保険制度の日本では、患者が医療機関にかかった場合、治療費のうち患者が負担するのは3割です（高齢者等の負担率は異なる）。残る7割については、医療機関が診療報酬の請求書と明細書を作り、保険者（患者が属する健康保険組合や市町村）に請求する仕組みになっています。このレセプトを見ると、たとえばアニサキス食中毒と病名が明記されています。そこで民間商用のレセプト・データベース[※2]を解析したところ、2018年は2万1511件、2019年は1万7962件のアニサキス食中毒があったと推定できました（図表4）。

843万人のレセプトですから、レセプト・データベース上で1人の患者が見つかれば、実際の患者は15人程度いると推定できます。日本の総人口の1億2600万人余りは843万人の約15倍なので、このような計算になります。

図表4　アニサキス食中毒の発生状況（食中毒統計とレセプト解析の比較）

年	食中毒統計（件）	商用レセプト	
		抽出数（人）	推計数（人）
2018	478	991	21,511
2019	336	766	17,962
平均	407	879	19,737

健康保険組合員匿名化データベースを集計して杉山氏が作成

レセプト解析によると、アニサキス食中毒の発生件数は年間2万件前後もある。国の統計数字（平均400件と仮定する）の約50倍もある。

※2　医学研究を目的に健康保険組合員約843万人の匿名化したデータを集積したデータベース。

この値は、年齢分布や性比のゆがみを調整したものですが、平均すると年間に約2万人の患者発生があると考えられました。言い換えると、国が集計している食中毒件数（年間平均400件と仮定）の50倍程度の患者が発生すると私たちは推定したのです。患者の数に大きな違いがある背景には、医師から保健所への報告がまだ不十分だということもあげられますね。

――国の食中毒統計はかなり正確になってきたと思っていたのですが、統計の数値は氷山の一角に過ぎなかったということですね。

杉山　その通りです。年間に約2万件の発生ですから、アニサキスによる食中毒例がいかに多いかが、おわかりいただけると思います。

アニサキス食中毒の予防

――食中毒と言えば、かつて焼き肉チェーン店で生の牛肉を食べて死亡者まで出した病原性大腸菌、鶏肉の刺身やたたきを食べて発症するカンピロバクターなどを重要視しがちですが、アニサキスは盲点だったような気がします。病原性大腸菌にせよ、カンピロバクターにせよ、加熱すれば食中毒は防げます。アニサキスによる食中毒予防も同じなのでしょうか。

杉山　確実な予防法は加熱です。60度以上で1分間以上加熱すれば、アニサキスの幼虫は確実に死にます。食べるときや調理のときに目で見て除去する方法もありますが、アニサキスは魚肉の深いところにも侵入していることがあり、目視で全てを取り除くことは無理です。

――冷凍はどうですか。

杉山　マイナス20度以下で24時間以上冷凍すれば、解凍後の魚を刺身で食べても大丈夫です。家庭用冷蔵庫の冷凍温度は通常マイナス18度に設定されているので、温度調整が可能なら、マイナス20度以下にする必要があります。なお、スーパーで刺身用に生の魚介類、特にすぐに食べられる商品を購入する場合、「解凍」と表示されたものを選ぶ人がいます。しかし、冷凍の条件がわからず、この選び方ではアニサキス症を予防することはできません。

――殺菌力のある酢で締めたサバはどうでしょうか。

杉山　残念ながら酢で締めたサバを食べてアニサキス症になる人は多いです。わさびやしょうゆ、塩も、家庭の調理で使う程度の量や濃度、調理時間ではアニサキスを死滅させることは無理です。ついでに言うと、釣った魚を食べる場合は釣った直後に内臓を除去してください。そうすると、アニサキスが内臓から筋肉に移動するリスクが低減できます。ただし、アニサキスのリスクを減らすことはできますが、リスクがゼロとはなりませんので、気をつけてください。

――最近は陸上養殖の魚が市場に出回っています。これは大丈夫でしょうか。

杉山　たとえば、サバを人工種苗で稚魚の段階から完全な陸上養殖で育て、そして人工飼料や冷凍した魚をエサとして与えたならば、そのサバはアニサキスの寄生はなく、大丈夫です。しかし、海水を利用した一般的な海面養殖では、アニサキスの存在が想定される天然の小さなサバや冷凍処理されていない生魚が餌として使われている危険性があります。実際に養殖魚からもアニサキスが見つかっています。養殖魚だから安全とは言えないですね。

大電流を活かした画期的な殺虫技術

——やはり加熱や冷凍が確実な予防法ですね。そうかと言って、刺身や寿司を食べる日本の食文化をなくすわけにもいきません。加熱や冷凍以外によい方法はないのでしょうか。

杉山　近年、熊本大学産業ナノマテリアル研究所の浪平隆男准教授らと株式会社ジャパンシーフーズ（福岡市）の研究者によって、瞬間的に大電流を流すパルスパワーの力で、魚肉中のアニサキスを殺す方法が共同開発されました。加熱・冷凍以外にアニサキスを殺す世界初の画期的な技術です。

——それは朗報ですね。実証成果はありますか。

杉山　アニサキスを人為的に入れたアジ1000尾で検証したところ、この技術で全てのアニサキスを感電死させることができました。[1)] もちろん、味、香り、食感に劣化はありませんでした。すでに説明したようにマイナス20度以下の冷凍でもアニサキスは死滅しますが、魚の身からのドリップ流出や退色、食感の軟化などの品質劣化が起こり、商品価値が下がります。しかし、パルスパワーでは、魚の品質を保ったままで、殺虫を可能にします。近いうちにこの技術が実用化されるのを期待しているところです。

日本に多いのはS型のアニサキス

——これまでの説明でアニサキスに関する生態や食中毒の実態、さらに予防法は理解できました。

最後にアニサキス研究の第一人者として、最新の研究成果があれば教えてください。

杉山　実はアニサキスといっても、アニサキス食中毒の原因となる寄生虫の種類は、アニサキス属とシュードテラノバ属の線虫であると2012年の法改正で絞り込まれました。このうちアニサキス属では、S型とも呼ばれる*Anisakis simplex* sensu strictoとP型とも呼ばれる*Anisakis pegreffii*が日本では重要な位置を占めます。簡単にまとめると、日本ではアニサキスはS型とP型、シュードテラノバの計3種類の線虫がアニサキス食中毒の主な原因と言えます。アニサキスのS型とP型はどちらも白い糸くずのような形で、見た目も同じです。シュードテラノバも糸のような形ですが、少し茶褐色を帯びて太く、アニサキスと並べれば区別がつきます。

――そうなのですね。3種類の分布や病原性は異なるのでしょうか。

杉山　2018年から2019年にかけて、30都道府県の患者181人から検出されたアニサキスの遺伝子を調べたところ、S型が88・9％、P型が5・3％、シュードテラノバが5・8％でした。S型のアニサキスによる食中毒が圧倒的に多いですね。

また、魚の調査では、太平洋側の魚にS型が多いことがわかりました。アニサキスは一般的には内臓に多く寄生していて、魚が死ぬと身の部分（筋肉）に移動すると言われています。特にS型は身の部分に移動する傾向が強いのです。その結果、太平洋側で漁獲された魚では身に虫体（S型）が多くなり、アニサキス食中毒の原因になりやすいことがわかります。一方、P型が多い日本海側の魚を食べても、患者の発生は少ない傾向だと言えます。またシュードテラノバは北海道沿岸の寒い海域の魚に多く寄生していて、その地域で食中毒の原因となっています。

――地域による違いがよくわかりました。お隣の韓国はどうですか。

杉山　韓国でも生の魚介類を食べる文化があります。しかし、食中毒の発生件数は日本と比べて格段に少ない。おそらく日本海側でとれた魚を食べているからだと推定されます。すなわち、韓国の人たちが食べている魚にはP型のアニサキスが多く寄生しているからだと思います。P型はS型と異なり、魚の内臓から筋肉に移行しにくい。このため内臓に留まる幼虫は、調理の過程で内臓とともに廃棄される。このために食中毒の発生が少ないと推定できます。

――とても興味深い分析で研究の面白さまで伝わりますね。このまま状況は続くのでしょうか。

杉山　いま説明した傾向は、年々変化していくと予想されます。流通網の全国的な発達に伴い、太平洋側の魚が全国各地で食べられるようになってきているからです。

さらに最近は、日本海側の魚にもS型が発見される頻度が目立ってきました。海洋環境の変化が原因のひとつで、回遊する魚の種類も変わってきたと見ています。今後は、各地で水揚げされる魚に寄生したアニサキスの型がどのように変化するかを追跡し、アニサキス食中毒の予防啓発に役立てることも考えていきたいと思っています。

いずれにせよ、S型であれ、P型であれ、またシュードテラノバであれ、食中毒を起こすことに変わりはありません。生の魚介類を食べたり、買ったりするときは、やはりアニサキスのことを頭に入れて、注意していただきたいと思います。

――魚介類を加熱すればアニサキスの食中毒が防げるとはいえ、日本の食文化の神髄ともいえる寿司や刺身をなくすわけにはいきません。寿司や刺身を食べるときいちいちアニサキスのことを

気にしていたら、おいしさも半減してしまいます。まずはスーパーの鮮魚売り場や寿司店などで鮮魚加工のプロができる限り除去していただくようお願いしたいですね。

出典

1) 「パルスパワーを用いた新しいアニサキス殺虫方法を開発―アニサキス食中毒リスクのない刺身―」（2021年6月、熊本大学プレスリリース）

取材を終えて

盲点だったアニサキスの実態

食中毒の原因として何をイメージしやすいかと言えば、やはり病原性大腸菌やノロウイルス、カンピロバクター、サルモネラである。病原性の細菌やウイルスが原因で起きる食中毒は集団で発生し、中には死者が出ることもあることから、目立つニュースになりやすい。いくらアニサキスの食中毒件数が年間566件（2022年）で一番多いと言われても、それほどの深刻度が伝わってこないのは実態を反映した件数が公表されていないからだとインタビューで新たに認識した。

杉山氏の精力的なレセプト解析から、実際の食中毒件数は年間で2万件（推定）近いとわかった。2万件もの食中毒が発生していることを記者たちが知れば、ニュースとして大々的に報道するだろう。帝京大学医学部附属病院・救急科を受診したアナフィラキシー患者のうち、最も多かったのはアニサキスだったという驚愕の事実を記者たちが知れば、さらにビッグニュースとなるだろう。今後、厚生労働省は食中毒統計により実態に近いアニサキスの件数を載せる工夫をしてはどうだろうか。注目度は間違いなく上がるはずだ。

現在、日本は魚介類や寿司製品（日本料理店の海外進出も含む）の輸出に力を入れている。ただサバやサンマ、ヒラメなどにアニサキスがいては、日本産魚介類のよいイメージがいつ悪化するかしれない。外国人が不安を覚えずに魚介類を堪能できるためにも、新鮮さを保ったまま感電死させるパルスパワー技術が一刻も早く実用化されるのを楽しみにしている。

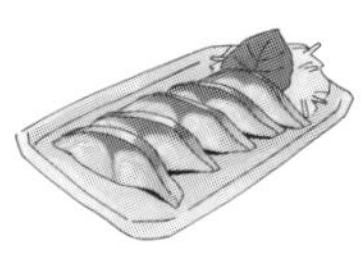

検証

リスク10

食物アレルギー

誤情報がネットに多い!?
正しい医療情報のリテラシーを
身に付けるには……

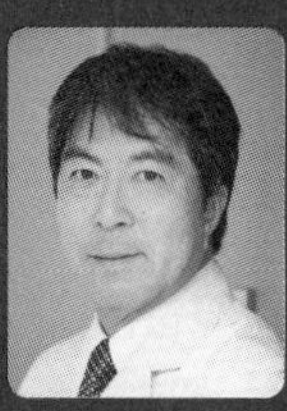

海老澤 元宏

国立病院機構相模原病院
臨床研究センター長

聞き手 山﨑 毅

海老澤 元宏 えびさわ・もとひろ

1985年東京慈恵会医科大学医学部卒。米国ジョンズ・ホプキンス大学医学部内科臨床免疫学教室留学。1991年東京慈恵会医科大学大学院医学博士号取得。国立小児病院アレルギー科、国立相模原病院小児科、同医長、同臨床研究センター病態総合研究部長、同アレルギー性疾患研究部長を経て、2020年4月より現職。日本アレルギー学会理事長。専門は小児アレルギー疾患、特に食物アレルギー。

消化吸収機能も影響する食物アレルギー

日本アレルギー学会と厚生労働省が運営するウェブサイト「アレルギーポータル[1]（182ジペー参照）」によると、アレルギーについて以下のように記載されている。

「アレルギーとは、「免疫学的な機序によって体に症状が引き起こされる」ことを指します。私たちの体には「免疫」という病気を引き起こす異物（たとえば、ウイルスや細菌など）から体を守る仕組みがあります。この仕組みが、ある特定の異物（ダニやスギ花粉、食物など）に対して免疫が過剰に反応して、体に症状が引き起こされることを「アレルギー反応」といいます」

本サイトの運営主体である日本アレルギー学会の理事長である海老澤元宏先生に、食物アレルギーのリスクとその予防や治療対策について伺った。

食物アレルギーは「現代病」？

——食物アレルギーは、いつ頃から知られ始めたのでしょうか？

海老澤　小児で1980年代くらいから食物アレルギーが徐々に増え始め、社会問題として認知され始めたのも、その頃からです。アレルギー疾患自体、第2次世界大戦後に先進国を中心に問題となり、世界アレルギー機構は1951年、日本アレルギー学会は1952年に始まっています。アレルギー疾患の始まりは大気汚染などから気管支喘息あるいはアレルギー性の鼻炎、特に花粉症などから始まることが多く、その時代の親から生まれた子どもの世代に食物アレルギーが出てくるという考え方だと思います。

――社会の変化に伴ってアレルギー疾患が発生し始めたとすると、国によっても発生のタイミングが違うのでしょうか？

海老澤　おっしゃる通りです。日本は１９５０年代ですが、韓国は１９８０年代に学会が始まり、中国では２０００年です。タイムラグがありますね。症状が出始めて、国民の間で社会問題になってくると、医師がそれに対応していこうということで学会は始まります。

ＩｇＥ抗体とアレルギー反応のメカニズム

――アレルギーでよく聞く用語に「ＩｇＥ抗体」がありますが、何か身体にとって悪いものなのでしょうか？

海老澤　「ＩｇＥ抗体」というのは免疫グロブリンの一種です。「免疫グロブリン」というのは、我々の身体を守ってくれる液性のタンパク質で、「ＩｇＧ」、「ＩｇＭ」、「ＩｇＡ」、「ＩｇＤ」、「ＩｇＥ」の５種類が体内で作られます。たとえば、ワクチンでは通常「ＩｇＧ抗体」が作られ、感染症では「ＩｇＭ抗体」ができてから「ＩｇＧ抗体」ができますが、「ＩｇＥ抗体」は他の抗体に比べると非常に微量のため、５つの免疫グロブリンの中で最後に発見されたのが「ＩｇＥ」です。１９６６年に日本人の石坂公成・照子ご夫妻がアメリカ・デンバーの小児喘息研究所で初めて検出して命名されました。お２人の力によって「ＩｇＥ抗体」が測定できるようになるとともにに、ＩｇＥを介したアレルギーの反応のメカニズムがわかってきたのが、１９７０年代から80年代になります。

――IgE抗体は日本人が発見したのですね。その後、解明されたアレルギー疾患やIgE抗体のメカニズムについて教えてください。

海老澤　もともとＩｇＥ抗体は、花粉や食物など体にとって有害でないものに免疫が過剰に反応することで産生されます。このＩｇＥ抗体が関与するシステムが働いて我々の体を攻撃するのがアレルギー反応と呼ばれるものです図表1。

ある特定の物質（アレルゲン）※1に対して特異的なＩｇＥ抗体が作られたあと、同じ原因物質ともう1回巡り合い、我々の体内にあるマスト細胞や好塩基球の細胞表面に結合して、ＩｇＥ抗体とアレルゲンが架橋することで、ヒスタミンやロイコトリエンなどの化学伝達物質が体内に放出され、アレルギー疾患に特徴的な症状を誘発するので

図表1　アレルギー性疾患のメカニズム（IgE依存性反応）

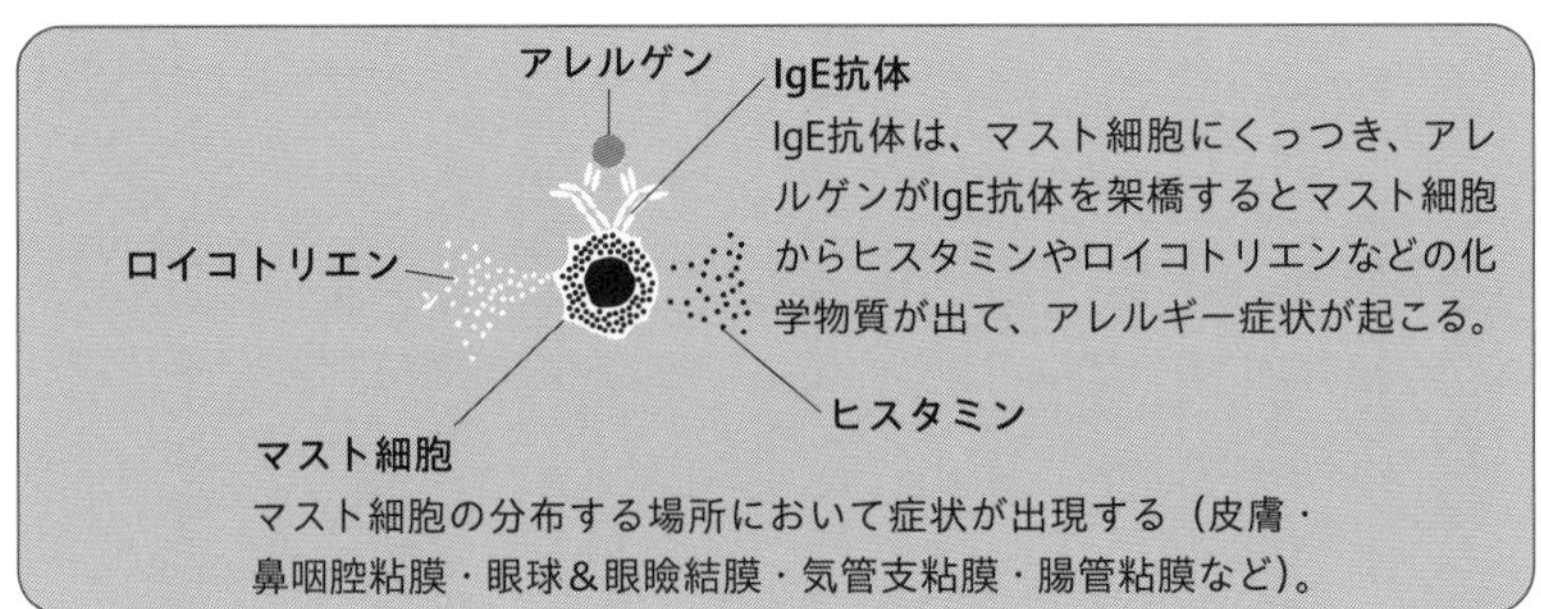

アレルギー反応は、異物を撃退しようとする免疫反応の一つ。花粉や食物は体にとって有害ではないが、過剰に反応すると「IgE抗体」をつくり攻撃する。アレルギー性疾患には、じんま疹、アレルギー性鼻炎、アレルギー性結膜炎、食物アレルギー、アトピー性皮膚炎、気管支喘息などがある。

※1　主に「タンパク質」など分子量の大きな化学物質がアレルゲンになりやすいと言われている。

す。

――アレルギーがないかたは、そのIgE抗体がそういう悪さをしないということですね？

海老澤　そうですね。スギ花粉症のかたはスギ花粉に対してのIgE抗体を持ちますし、食物やカビなど我々の身の回りの環境や食物等に対してIgE抗体を持っていると、それはアレルギー反応を起こす可能性を意味します。ただIgE抗体を持っていれば、絶対にアレルギー反応が起こるというわけでもありません。

感作されるメカニズムと皮膚への影響

――では、どんなヒトにアレルギー反応が起こりやすいのでしょうか？　そのメカニズムを教えてください。

海老澤　原因になるアレルゲンが粘膜や荒れた皮膚などから入ることでIgE抗体が作られることを感作と言います。我々の生活環境において、原因となるアレルゲンが体に入ってくるルートは限られています。広い意味では粘膜や皮膚などで、たとえば、結膜や鼻粘膜もそうですし、あと気管支や腸の粘膜も、我々が外界と接する場所にあるのです。皮膚を例にとると、通常きれいな状態の皮膚ですと、我々の体を外界から守ってくれるところ、何らかの原因で皮膚が荒れた場合には、バリア機能が低下して、原因物質が粘膜内に余計に入りやすくなるのです。

――なるほど。ではスギ花粉症の場合であれば、スギ花粉がバリア機能の弱った鼻粘膜や目の結膜に侵入するのですね？

海老澤　はい。スギ花粉症については日本では発症しますが、アメリカには日本のスギがないため、スギ花粉症は発生しません。周りにそういったアレルゲンがあるかどうかと、どれだけのアレルゲンに体がばく露するかということが影響します。スギの木とかヒノキの木がたくさん植わってるような場所では、大量の花粉にばく露されることにより発症するのです。

――以前、小麦の成分の入った石けんでアレルギーになったかたが増えたと聞きましたが、「感作」を予防する方法はあるのでしょうか？

海老澤　「加水分解コムギ」というタンパク質が石けんの中に使われていて、特に界面活性物質とそのタンパク質が一緒になっていると、界面活性物質が皮膚粘膜のバリア機能を弱くする原因となります。そうするとアレルゲンが入りやすくなり、IgE抗体が作られやすくなったのではないかと考えられています。アレルゲンによる感作の問題はばく露するアレルゲン量を減らすことと、バリア機能を良好な状態に保つことがポイントとなるということです。

食物アレルギーに特徴的なアナフィラキシーショックとは

――食物アレルギーに特徴的な症状を教えてください。特に怖いのは死に至ることもあるアナフィラキシーショックですが、注意すべき前兆のような症状があるのでしょうか？

海老澤　急激なアナフィラキシー[※2]を起こすような、薬や注射が原因の場合は非常に早い反応になります。あとハチに刺されても比較的早く起こります。その2つの原因でアナフィラキシーショックに至って命を落とすかたが日本では多く、食物によるアナフィラキシーでの死亡例は非常に

※2　「アレルゲン等の侵入により、複数臓器に全身性にアレルギー症状が惹起され、生命に危機を与え得る過敏反応」と定義される。

少ないので、必要以上に恐れることはありません。アナフィラキシーの状態から、血圧が下がって意識レベルが落ちて、体に力が入らなくなる状態を「ショック」といいますが、ショックに至るととても危険です。ショックというのは、いろいろな原因で起こります。心臓の問題とか、出血してしまった場合でもショックになりますが、アレルギーが原因のものを「アナフィラキシーショック」と呼ぶわけです。

――アナフィラキシーショックを起こした場合に、どのような対処が必要なのでしょうか？

海老澤　アナフィラキシーショックという判断をしたときには、適切な対応をしていくことがとても重要で、プレホスピタルケアといって、アドレナリンの筋肉注射（商品名エピペン®〔図表2〕）を自分たちで打つことができます。たとえば、アナフィラキシーになったことがあるようなかた、あるいはリスクの高いかたにおいては、このエピペンを処方しますので、常に持ち歩いていただくことになります。食物アレルギーの症状は、基本的には皮膚が最も多くて9割方で、呼吸器や消化器などにも起きますが、アナフィラキシーではそのような複数の症状が一度に出てくるような状況になります。アナフィラキ

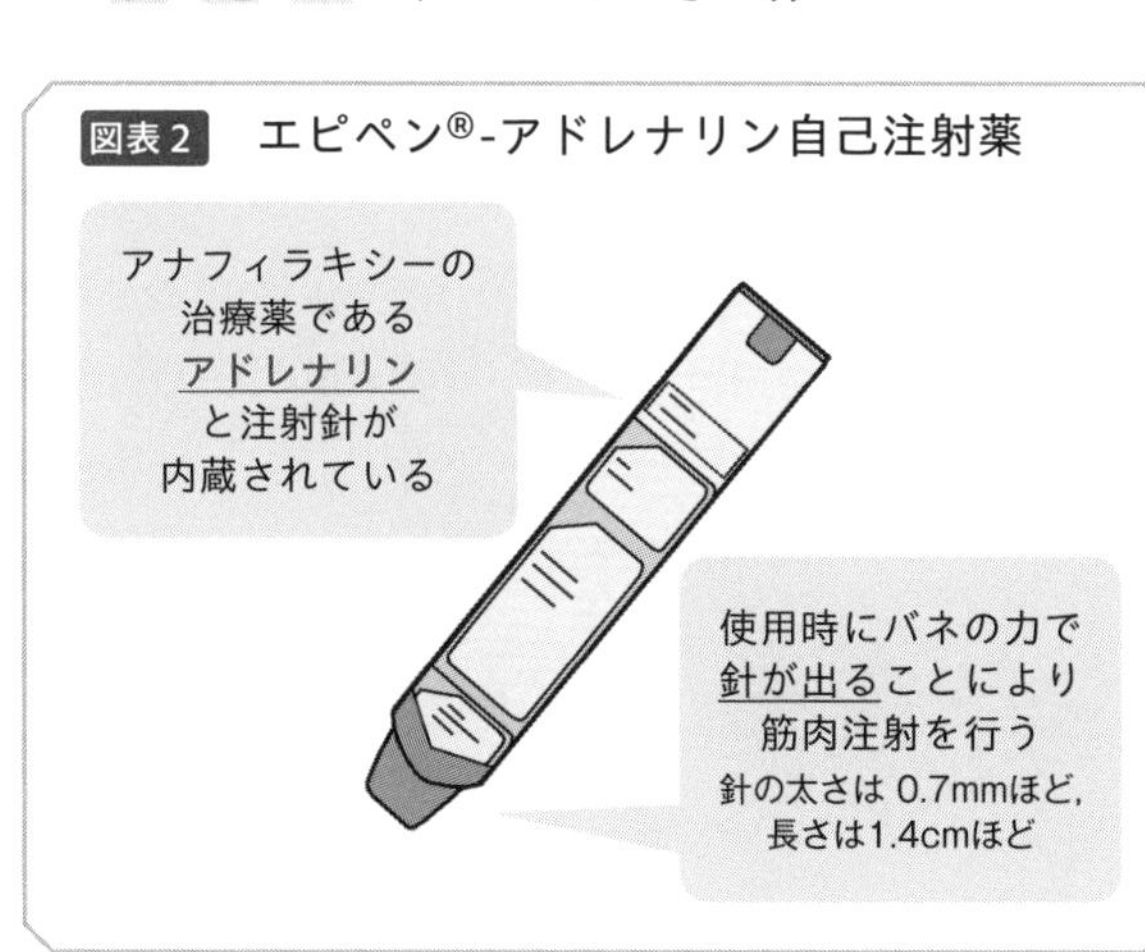

シー症状と判断した状態で、アドレナリンの自己注射を使っていくことになります。

――学校給食などでそういう状況が起こった場合は、対応する先生がエピペンを打つかどうかの判断をしないといけないですね。

海老澤　おっしゃる通りです。それとアナフィラキシーのときには、立ち上がったり座ったりというのは危険な動作になりますので、横になって安静にしておくということが非常に大切です。救急車を呼んでおいてエピペンを打つとか同時進行でさまざまな対応をしないといけません。

――とは言え、医師ではない人間が注射をするのですから、親御さんや学校の先生たちにエピペンを打ってもらうには、どのようなお声がけが必要でしょうか？

海老澤　アドレナリンという物質は、もともと我々の体の中から出てくる物質なんです。それを外から入れることによって、アナフィラキシーの症状を改善させるのですが、外から体の中に入れても20分ぐらいすると壊れてしまうんです。ですから重篤な副反応が出るということはまずありません。あと筋肉注射をするときに太ももの中、外側3分の1のところに打つのですが、そこには神経や血管はないため、素人のかたでも安全に筋肉注射ができますので、何も恐れることはありません。[※3]

食物アレルギーの主な原因食品

――食物アレルギーの原因となる主な食材について教えてください。

海老澤　食物アレルギーは子どもに多いものであり、0歳児のときは卵・牛乳・小麦が最も多く、

※3　エピペンの打ち方についてさらに知りたいかたはアレルギーポータルを参照のこと。
https://allergyportal.jp/

その後、ピーナッツ・木の実類などがよく出てきます。その他には甲殻類、魚、そばなど、いろいろなものが原因物質となります図表3。

――どの食材でアナフィラキシーが出やすいかなど一般的にあるのでしょうか？

海老澤　木の実類の、特にクルミやカシューナッツなどはアナフィラキシーを起こす頻度が高いと言われていますね。もちろん卵や牛乳でも起こります。

添加物もアレルギーの原因食材になるのか

――アレルゲンとして知られているものは天然の食材が多いようですが、化学合成の添加物もアレルギーの原因になることはあるのでしょうか？

海老澤　甘味料のエリスリトールは天然にも存在しますが、人工的にも生産されており、近年のダイエット志向を反映して加工食品に使われているようです。このエリスリトールには、食物アレルギーの報告も結構あります。

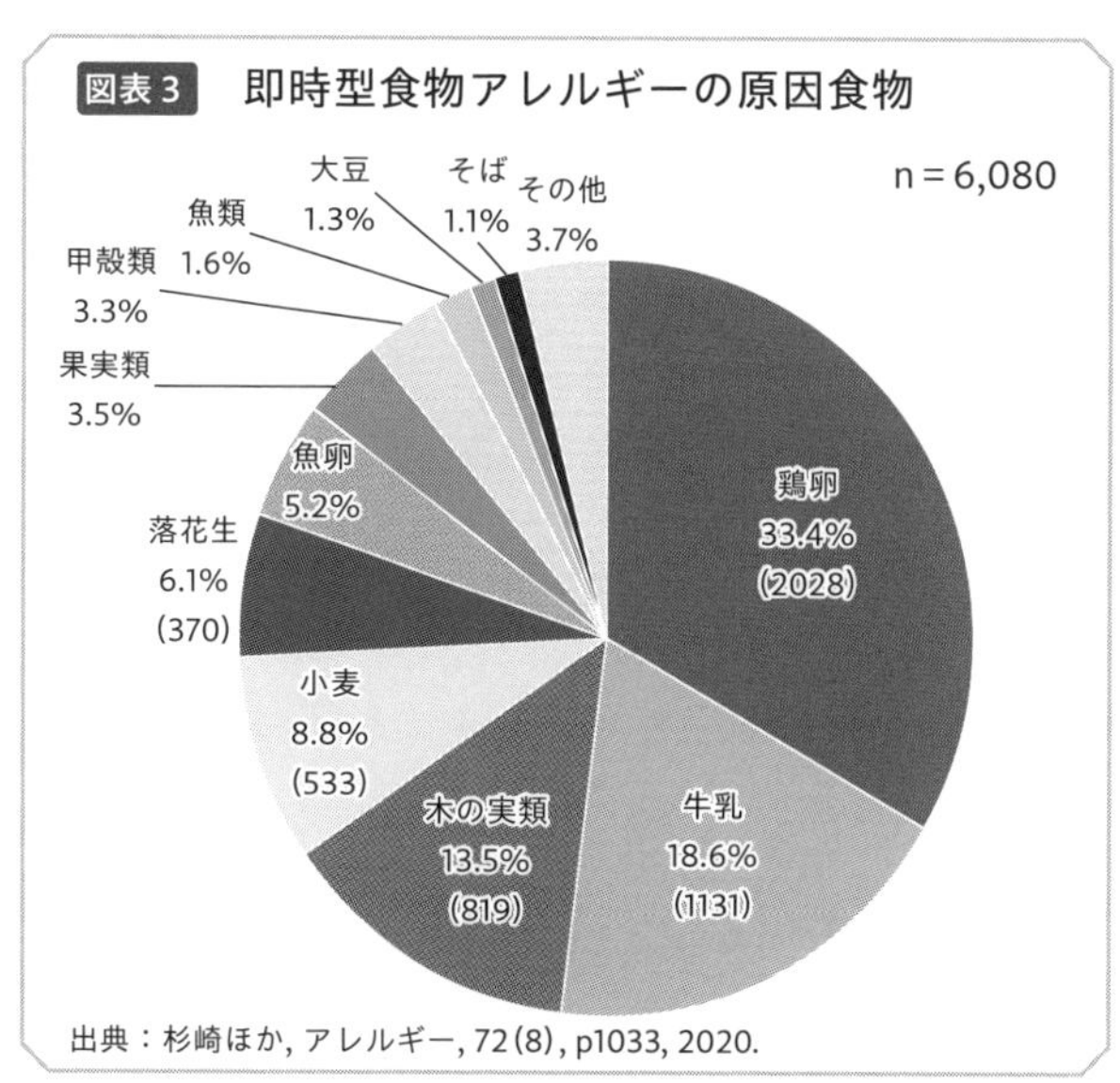

2020年の統計では、食物アレルギーの原因食材として最も多いのが卵であり、次いで牛乳・小麦と続く。最近増えてきているのは木の実類である。

――既存添加物は天然物由来のものが多いので、タンパク質など大きい分子のものがアレルゲンになりそうですが、エリスリトールは糖ですね。

海老澤　はい。エリスリトールは糖鎖ですが、体内に入ってきたときに、免疫学的用語で言う「ハプテン」としてタンパク質などと結びつき、アレルギーを起こす作用を獲得すると考えられています。

――なるほど。近年、添加物が増えたことで食物アレルギーが増えたのでは、という見解を述べるかたもいるようです。

海老澤　食品添加物が増えたことで食物アレルギーが増加した、ということを客観的に証明するのは非常に難しいと思います。そこは明らかになっていないですね。

――「添加物が増えたことで食物アレルギーが増えた」という信頼できる科学的根拠は、現時点でないと考えてよさそうですね。

年代差によるアレルギー発症と治癒の違い

――食物アレルギーは小学校に入ると徐々に完治していくことも多いと聞きます。なぜ年代によって発症したり治ったりするのでしょうか？

海老澤　０歳のときに出てくる食物アレルギーは、卵・牛乳・小麦が最も多いのですが、一番多いのが卵、その半分ぐらいが牛乳で、さらにその半分が小麦です。我々の病院で追跡調査した患者さんだと、大体その３つは８割方小学校に入る前に自然寛解していきます。なぜそれらが、０

歳のときに起きて、小学校に入るぐらいまでに治っていくかというと、ひとつは消化吸収能力の問題もあると思います。我々の消化器系は、特に子どもでは、殺菌能力や胃酸の強さなどが大人と明らかに違うんですね。だから、感染症に対しても、食中毒に対しても子どものほうが弱く、特に小さい子どもでは致死的になることも起こりえます。

あと、アトピー性皮膚炎などにより乳児に湿疹があると、皮膚からアレルギーの原因物質が入ってきます。実際に、湿疹の状態が悪いと、IgE抗体が卵に対して作られやすくなります。湿疹の状態がよくなればIgE抗体が下がり、アレルギー症状は改善していきます。IgE抗体が下がり、消化吸収がよくなると3歳児以降でよくなってくると想定されています。

――なぜ食物アレルギーになるかたとならないかたが出てくるのでしょうか？

海老澤　実は、アレルゲンの側からも治りやすさや治りにくさを規定する要因があるのです。たとえば、卵の場合、熱を加えると変性する部分に対して反応するかたが結構多いので、加熱すると反応は起こらないが、生だと反応が起こるということもあります。牛乳の場合は、カゼインという物質が非常に強いアレルゲンなのですが、それに対して強く反応している患者さんは、なかなか治りにくいという特徴を持っています。また、ピーナッツや木の実類でも、同様のことが言え、アレルギーを起こす力の非常に強いタンパク質に対して反応があるようなかたは、比較的治りにくい場合が多いと思います。アレルゲンとなるタンパク質が、我々の体内で消化しきれず、腸まで到達して粘膜を通過し、吸収されるということが起こるわけです。

――あと運動をしたときに食物アレルギーが出やすいと聞いたことがありますが、なぜそのよう

なことが起こるのでしょうか？　そのメカニズムをわかりやすく教えてください。

海老澤　運動時には消化管がゆれることで体内へのアレルゲン吸収が亢進したり、血流量が増えたりするからです。アナフィラキシーのときも安静にすることが重要とお話ししましたが、学校でも給食のすぐあとに体育の授業があると、運動誘発の食物アレルギーの問題が起こる可能性があります。「食休み」といって、食後は安静が重要ですね。

アレルゲン表示のルール

――最近は、加工食品にピクトグラムなどわかりやすいアレルゲンのマークが表示されているものも増えてきたようですが、食物アレルギーの表示で「一括表示」とか「個別表示」などという用語をよく耳にします。なぜこのように食品表示に2種類の表示方法を許容しているのでしょうか？

海老澤　一括表示だと、どこに使われているかがわからないんですね。患者さんたちにとっては、例えば卵・牛乳・小麦と書かれていると、それが何に使われているかを知りたいわけです。小麦を例にすると、しょうゆで使われている場合、問題なく取れる患者さんが多いのに、一括で小麦と書かれてしまうと、摂ってもよいのかわからない。しょうゆに小麦が使われていると書かれていれば、選択の幅は広がってきますよね。ただ、ラベルはスペースが限られていますから、全部きちんと書いていくと書ききれなくなってしまう問題もあります。ラベルからＱＲコードでウェブサイトに飛べるようになると、よい情報提供になると考えます。

——飲食店やデパ地下などの中食では、アレルゲン表示がないものが多いようですが、患者さんたちにとって不安だと思います。なぜ義務表示にしないのでしょうか？

海老澤　加工食品を作っていく場合には、もともと原材料をさかのぼって、何が使われていたかをトレースし、工場できちんとラインの管理を実施したうえで、初めて表示になります。これが飲食店や中食だと、厨房で作るため、いろいろな食材が飛び交うわけで、コンタミネーション（混入）の問題だとかをクリアできないわけです。そのため、義務表示は非現実的なことだと思います。ただ、原材料としてこういうものが使われているというようなことを、患者さんたちに情報提供することは可能でしょう。これから患者さんたちにとって優しい社会であるためには、そのような改善が必要になってくると思います。

アレルギー患者さんや親御さんによくある悩み

——子どものアトピー性皮膚炎で悩まれている親御さんも多いと聞きます。ネット情報を見ると治療法・予防法がいろいろあるようですが、どうするのが最善なのでしょうか？

海老澤　基本的にはアトピー性皮膚炎に関する治療ガイドラインにもありますが、スキンケアが重要ですね。たとえば夏の汗対策や冬の乾燥対策を、きちんとやっていくことが大切です。皮膚のトラブルを防ぐという意味でも、きちんとステロイド外用療法を使用するなど、湿疹がずっと残るような状態を避け、皮膚がきれいな状態を管理していくのが基本です。信頼できるガイドラインなど、適切な情報を取れるサイトとして、日本アレルギー学会と厚生労働省で作っている

「アレルギーポータル」[1]というサイトがあります。ネット上のブログなどでアレルギーを商売にしている情報にだまされるかたが結構多いので、変な情報に惑わされないようにしていただきたいと思います。

——アレルゲンを除去するばかりでは、栄養の偏りや友だちと同じ食事ができないことによる精神的ストレスも親御さんは心配だそうです。臨床現場では、食物アレルギーの患者さんに対して、あえてアレルゲンを少しずつ食べてもらう経口負荷試験をすることもあると伺いました。

海老澤　欧米だと相変わらず、食物アレルギーと言うと原因物質を見つけて〝それを避けてください〟〝エピペンを持ってください〟となるんですが、日本では食物経口負荷試験が行われるようになってから、すでに17年がたちます。我々医師が、さまざまな経験の積み重ねから医療機関で負荷試験を行って、症状の出ない範囲でできるだけ摂らせていくように患者さんたちに指導しています。そのことによって生活の質が改善し、予後もよくなるのではと期待してそういう管理を勧めています。負荷試験をやっている病院を各都道府県別に食物アレルギー研究会のウェブサイトに公開していますので参考としてください。[※4]

——海老澤先生は臨床研究としての経口免疫療法も実施されているとのことですが、そちらについてもご教授ください。

海老澤　経口免疫療法は自然に治っていくことが期待できないような患者さんたちに行っています。症状を誘発する量が少ないかた、過去にアナフィラキシーなどを起こしているかたが対象になり、安全性への十分な配慮を要し、高度で専門的な知識を有する医師が一定の条件下で施行す

※4　食物アレルギー研究会のウェブサイト：https://www.foodallergy.jp/ofc/

る必要があります。すぐに改善することは期待できませんので、本人や保護者のかたと情報を共有し、研究段階の治療を行うかを決めていきます。食物アレルギーの一般診療としては推奨されませんが、相模原病院では1000例以上もの症例があり、鶏卵、牛乳、ナッツ類など多数行っています。

——一人でも多くのアレルギー患者さんのリスクを軽減できるよう、選択肢が広がるとよいですね。

出典

1) 「アレルギーポータル」（一般社団法人日本アレルギー学会・厚生労働省） https://allergyportal.jp/

取材を終えて

食物アレルギーに関するリスクコミュニケーションを他人事とするなかれ！

通常許容範囲内のリスクであるはずの食品成分、たとえば卵・乳・木の実などの成分が一部の人たちに限っては、許容範囲を超えるリスクになり「食の安全」が脅かされるところが、食物アレルギーの厄介なところだ。しかも、アナフィラキシーショックのように重篤な健康被害に至る可能性もあるとなると、適切なリスク評価およびリスク管理とともにリスクコミュニケーションも重要である。その意味では、加工食品や外食に係る食品事業者にとっても、表示の誤りが健康被害に直結するので、正しいリスク情報を伝えるための細心の注意が必要だ。

本書では、食物アレルギーに関する基本的情報と、臨床現場における食物アレルギー対策についても海老澤先生より伺うことができたわけだが、我々の実際の食生活において食物アレルギーのリスクを低減していくためには、これを自分事としてとらえ、「食物アレルギーがどんなものなのか」「どのようなリスク対策が必要か」等について正しく理解することが重要だ。ネット上のアレルギーに関する誤情報には、そのバックに怪しい医療ビジネスが介在するケースも多いため、海老澤先生よりご案内いただいたサイト「アレルギーポータル」にアクセスして、いつでも正しいリスク情報を確認するリスク・リテラシーを持ちたいものだ。

アレルギーポータル
https://allergyportal.jp/

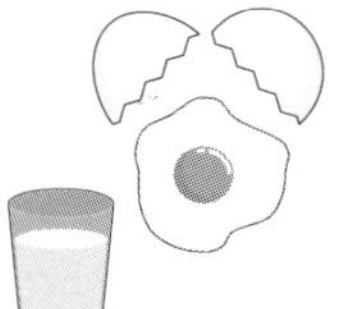

検証

リスク11

トランス脂肪酸

ＷＨＯも摂取量１％未満を推奨。
心臓病のリスク低減には
脂質全体のバランスを考える。

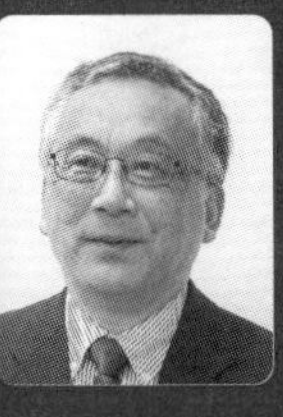

後藤 直宏
東京海洋大学 海洋生命科学部学部長
教授

聞き手 山﨑 毅

後藤 直宏 ごとう・なおひろ
鹿児島県生まれ。１９９４年東京大学大学院博士課程修了、花王株式会社入社、２０００年東京水産大学助手、２００６年東京海洋大学助教、２０１２年同准教授、２０１５年同教授。２０２３年より現職。専門は油脂化学。

日本人では深刻な健康影響は少ないトランス脂肪酸

トランス脂肪酸は、不飽和脂肪酸の中でも心臓病の健康リスクが強く疑われる食品中のハザード(危害要因)であり、海外では加工食品中の含有量表示が義務付けられている国もあるようだ。トランス脂肪酸には天然由来と工業的に製造されたものがあり、話題となっているのは後者のトランス脂肪酸だ。日本人の場合、摂取量が少ないことや、他の脂肪酸との摂取バランスが欧米ほど悪くないため、深刻な影響は少ないと考えられている。そこで、油脂の栄養学、油脂化学を長年研究している後藤直宏先生に、トランス脂肪酸の化学的特徴と健康リスクに関する疑問にお答えいただいた。少々忍耐はいるが、前半は化学を学ぶつもりで読み進めてほしい。

トランス脂肪酸の定義と構造

――トランス脂肪酸とはどういう物質なのでしょうか。その化学的特徴を教えてください。

後藤 脂肪酸というのは油脂(脂質)の一部ですが、トランス脂肪酸を理解するためには、最低限の有機化学に関する基礎知識が必要ですので、簡単に説明させてください。

脂肪酸は有機物で炭素と水素と酸素からできており、原子が他の原子と共有結合でくっついています。たとえて言うなら「手を結ぶ」ということですね。その際、炭素原子(C)の手は4本、水素(H)の手は1本、酸素(O)が2本となっています。皆さんが一度は耳にしたことがあるであろう「リノール酸」で言えば、図表1右の例ように、炭素原子が18個共有結合でつながって、水素や酸素もそれぞれ手を結んでいます。有機化学では、図表1左の構造式のようにCとCの共有結合のみを表示します。ここで炭素と炭素が普通は1本の手で結ばれているところが、「イコール」のようになっている部分が「二重結合」と言って、2本の手で結ばれていることになります。このように炭素と水素の手が連なり最後が「C＝O」になっている（HOは省略）構造が一般的な脂肪酸、特に「多価不飽和脂肪酸」の構造になります。

——中学・高校の化学の授業で習った気がします。

後藤　はい。そこで植物油脂や体内の脂肪では、この脂肪酸3つがグリセリン骨格に結合して、図表1左のような「トリアシルグリセロール」という構造で存在するわけです。たとえばお腹の脂肪とかいう場合は、オレイン酸や二重結合のない飽和脂肪酸などがこの「トリアシルグリセロール」の構造で存在しますし、血中では皆さんが血液検査項目でご存知の「中性脂肪（トリグリセリド）」という形で流れ

図表1　脂肪酸と脂質（油脂）の構造

トリアシルグリセロールの構造
（植物油脂中の主構造物）

グリセリン　脂肪酸

脂肪酸（リノール酸）が3つ

リノール酸を例とした脂肪酸の構造

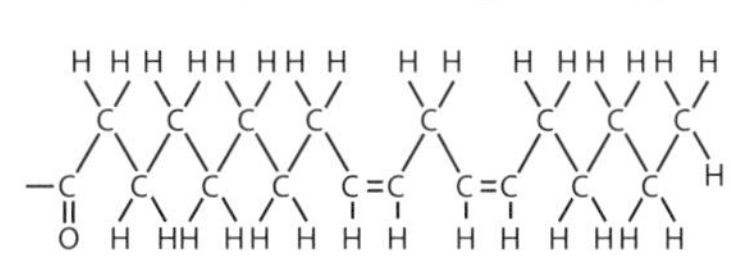

ています。脂肪酸単独でも細胞内では補酵素と一緒に、血中ではアルブミンとともに存在したりします。

――そこで「トランス脂肪酸」というのは、化学の授業で習った構造式の「シス」「トランス」が関係してくるのですね？

後藤 図表2右の通り、この不飽和脂肪酸の中に存在する「二重結合」の両脇の共有結合が同じ方向にむいている立体構造が「シス型」で、両脇の共有結合が反対方向に向いているのが「トランス型」です。これらは「幾何異性体」と呼ばれるものです。天然の脂肪酸は主に「シス型」が多く、人工の部分水素添加油中の脂肪酸になると「トランス型」が増えてきます。

――天然の油脂は「シス型」の脂肪酸が多いとのことですが、なぜ人工のトランス脂肪酸を工業的に作るのでしょうか？

後藤 図表2左は似たような構造式の不飽和脂肪酸を例に、シス型とトランス型の物性の違いを説明するものです。炭素18個が直鎖でつながって、上から9番目に二重

図表2　シス型とトランス型の構造の違い

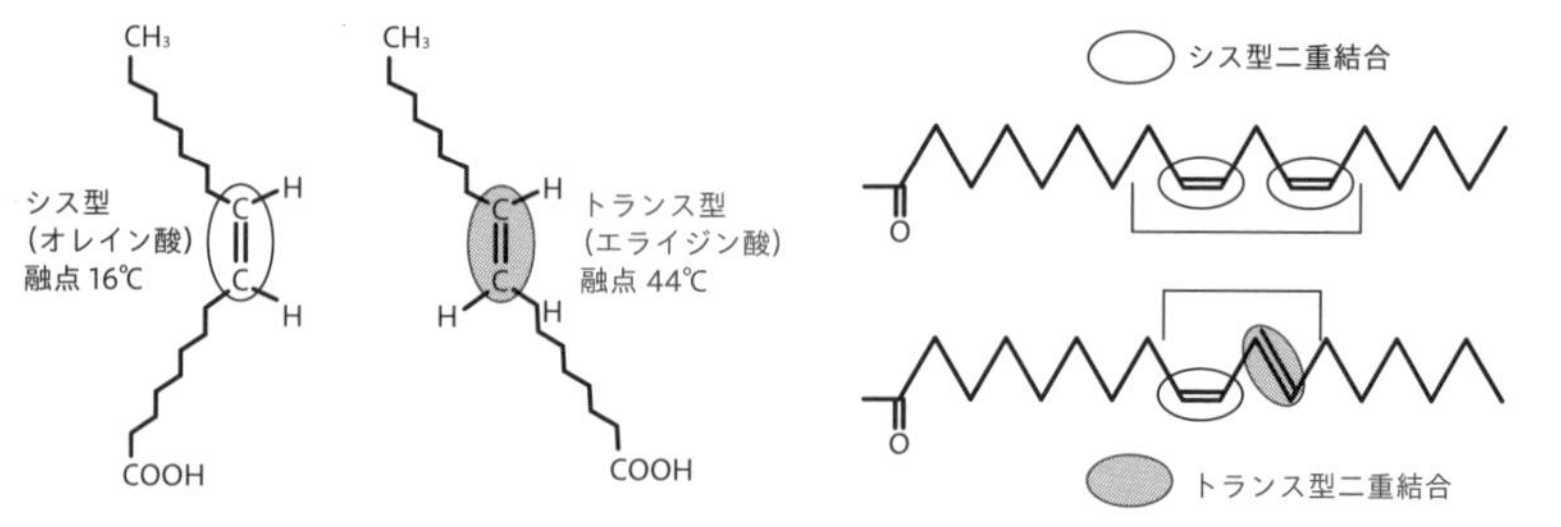

「シス型」か「トランス型」かによって融点が大きく異なり、「シス型」は常温付近で液体のオレイン酸、「トランス型」は固体のエライジン酸（トランス脂肪酸）である。食品製造では固形の油脂が扱いやすい。

結合がひとつあるのですが、左がシス型のオレイン酸、右がトランス型のエライジン酸です。実はこれら脂肪酸の融点はそれぞれ16度、44度と異なるのです。すなわち、常温付近でオレイン酸は液体、エライジン酸は固体になります。よって、食品製造で固形の油が必要な場合、トランス脂肪酸を含有する油脂のほうが固体のため扱いやすくなるわけです。たとえば、マーガリンや特殊なチョコレート用油脂に使えます。また、クッキーに使うショートニングなども、固形の油脂だからこそ製造時にドウ[※1]に練り込みやすく、焼いてこれら油脂が抜け落ちてすき間ができることで「サクサク感」を出せるのです。しかも酸化安定性がよいので劣化しづらく、油脂製造時の加工度合を変えることで油脂の融点を自在にコントロールできます。食品加工業者にとっては「魔法のような脂肪酸」と思われています。

――なるほど、では「トランス型」の二重結合を含む脂肪酸の総称が「トランス脂肪酸」ということでしょうか？

後藤　厳密にいうと一部「トランス脂肪酸」に該当しないものがありますが、大雑把にいうと、その理解でよいと思います。コーデックス[※2]でも国際的議論があって、共役リノール酸（CLA）はトランス脂肪酸に与らないという複雑な定義がなされています。

トランス脂肪酸を含む食品

――トランス脂肪酸は、加工食品の製造に使用されるようですが、どのように作られるのでしょうか？

※1　小麦粉や他の穀物粉に水や他の液体を加えて練り合わせた生地のこと。
※2　食品規格という意味を持つ。世界的に通用する食品規格はこの規格だけで、これを普通コーデックス規格といっている。1962年、国連の専門機関である国連食糧農業機関（FAO）と世界保健機関（WHO）が合同で、国際的な食品規格を作ることが決められた。

後藤　トランス脂肪酸は主に3つの発生源が知られています図表3。1つ目は、不飽和脂肪酸の二重結合を水素ガスでどんどん潰していくことにより作る方法です。その水素添加の過程で、シス型の二重結合がトランス型に変わったり、二重結合の位置も合わせて変わったりします。これが「水素添加」という人工的にトランス脂肪酸を作る手法になります。

2つ目は、山羊や牛など反芻動物には4つの胃がありますが、第1胃（「ルーメン」、焼き肉の「ミノ」）の中には種々の微生物がいて、不飽和脂肪酸に対して水素添加を起こします。これは1つ目の工業的な水素添加とほぼ同じ反応が天然で起こり、一部の二重結合がトランス型として残るようです。最後の3つ目は油脂精製の脱臭工程です。植物油脂は絞ったままだと不純物が多く含まれているので、最終工程で水蒸気蒸留をかけて脱臭するのですが、その際の高温加熱でも、シス型の二重結合が一部トランス型に変化します（水素添加ではない）。

――トランス脂肪酸は、主にどんな食品に含まれるのでしょうか？　多いもの少ないものなどあるのでしょうか？

後藤　油脂を含む食品には、多少の違いはあっても含まれると思います。農林水産省の（食品安全に関する）リスクプロファイルシートでは、2001年および2006年当時の動物性お

図表3　トランス脂肪酸の発生源

- 水素添加（人工）：不飽和脂肪酸を含有する油脂の水素添加（反応条件も重要）
- 反芻動物（天然）：牛や山羊などの第1胃（ルーメン）内微生物
- 高温加熱：植物油などの油脂精製の脱臭工程

よび植物性の食品のトランス脂肪酸含有量が比較できますが、牛乳、食肉、チーズ、マーガリン、ファットスプレッドなど、加工食品もあれば天然の食品もあります。この当時はトランス脂肪酸がよく使われていた時代ですね。

その後、図表4のように、２０１４年にはマーガリンやショートニング中のトランス脂肪酸含有量が、８分の１から10分の１近くに下がっています。現在ではさらに下がっており、私の研究室で分析しても、むしろ天然物由来のバターのトランス脂肪酸含有量のほうが多い状況です。クロワッサンも、今はバターで作ったほうがトランス脂肪酸含有量がおそらく多いでしょう。

――現在のマーガリンやショートニングは、以前に比べてトランス脂肪酸の含有量が少なくなっているのですね。先ほどのご説明によると、トランス脂肪酸が減ると融点が下がって、油脂が液体になってしまうのかと思いましたが、トランス脂肪酸を使わなくても製造が可能になったのですか？

後藤　はい。そのあたりが油脂化学の自在に製造できる技術なんです。たとえば分別と言う技術があります。これは、飽和脂肪酸を多く含む油を冷

図表4　食品中のトランス脂肪酸

値は中央値（カッコ内は範囲）

	トランス脂肪酸（g/食品100gあたり）	
	2006年、2007年	2014年、2015年
食パン	0.077（0.029-0.32）	0.03（0.02-0.15）
クロワッサン	0.82（0.29-3.0）	0.54（0.22-2.6）
菓子パン	0.27（0.039-0.78）	0.18（0.04-0.42）
マーガリン	8.7（0.36-13）	0.99（0.44-16）
ショートニング	12（1.2-31）	1.0（0.46-24）
ショートケーキ	0.44（0.4-1.3）	0.42（0.21-1.2）
デニッシュ	0.49（0.41-0.98）	0.27（0.08-3.1）

出典：「脂質の摂取～トランス脂肪酸を理解するために～」（2018年、内閣府食品安全委員会）より抜粋・改変

2014年、2015年は、試料の採取方法や分析方法が異なるものの、33品目中22品目で2006年、2007年よりトランス脂肪酸濃度が低い傾向。

やすと結晶が析出してくる現象を利用したものです。エクストラバージン・オリーブオイルなどは、冬場、寒いところに保管するとオリーブ油の下に結晶が溜まりますよね。その際、結晶を除いて上の部分だけ集めれば低温でも固まらない油になります。この原理で製造されるのがサラダ油です。一方、下に溜まった固い油を使えば、原理的にはマーガリンも作れるはずです。あと普通の植物油とパーム油をエステル交換により油脂間で脂肪酸を入れ替えて融点を調整すれば、トランス脂肪酸を使わずにマーガリンやショートニング用の油脂が実際にできるんですね。このような油脂を食用精製加工油脂と言います。

――なるほど、加工食品についてはトランス脂肪酸を減らす技術の革新と企業努力があったことがうかがえますね。

後藤　以上をまとめると、トランス脂肪酸は部分水素添加油を使用した食品（マーガリンやショートニングなど）、反芻動物由来食材を使用した食品（食肉加工品、乳製品など）、精製した油を使用した食品（マヨネーズなど）、加熱した油脂を含む食品などに含まれます。要するにほとんどの食品に含まれます。当然、トランス脂肪酸の含有量は食品によって異なります。特にトランス脂肪酸を多く含む食品としては、バター、菓子、パイなどがあります。現在流通しているマーガリンはバターと比較してトランス脂肪酸含有量は平均でその半分ぐらいです。これはトランス脂肪酸が世の中でかなり叩かれたので、ほとんどの企業でエステル交換油などの油脂へ置き換えた結果です。トランス脂肪酸が少ないものは野菜、もしくは加熱加工していない食材などではないでしょうか？　ただし、反芻動物由来食品は除きます。

トランス脂肪酸の健康影響

――トランス脂肪酸は人体への悪影響があるので、WHOもカロリーベースで1%未満での摂取を推奨しているとのことです。1%を超えるとどんな悪影響が出るのでしょうか？

後藤　実際に悪影響が言われているのは2%以上かと思います。WHO推奨の「1%」というのは、安全の安全を見ています。この値を超えると、血中のいわゆる悪玉コレステロール（LDL）と善玉コレステロール（HDL）の比率が悪化すると言われており、それに起因して「トランス脂肪酸の摂取量が増加すると心臓病発症率が増加する」という点は、疫学研究から得られた知見がもとになっています。なお、トランス脂肪酸摂取と糖尿病、がん、アレルギーなどさまざまな疾病との関係が疑問視されることが多いですが、それを裏付ける明確なエビデンスはないと考えます。

ハーバード大学のアッシェリオらが1999年にニューイングランド・ジャーナル・オブ・メディスンに報告したメタアナリシスの結果で、トランス脂肪酸のカロリーベースでの摂取量が増えてくると、LDL／HDLの比率が大きくなっていく、すなわち虚血性心疾患の発症リスクが高くなることを示しました。さらに、ハーバード大学のモザファリアンらが2006年にニューイングランド・ジャーナル・オブ・メディスンに報告した総説でも、トランス脂肪酸のカロリーベースでの摂取量が2%を超えてくると虚血性心疾患の発症リスクが問題となることが示されました。ある意味この報告が世の中の栄養学のルールを決めたといっても過言ではありません。ちなみに、モザファリアンが来日講演したときに私が同時通訳をしたんですが、めちゃイケメンでした（笑）。

——そうなんですね。私たち「NPO法人食の安全と安心を科学する会（SFSS）詳しくは253ページ」もこの有名な疫学研究結果をもとに、トランス脂肪酸の摂取量はカロリーベースで1％以下を推奨しています。実際に日本人の平均摂取量も0・3％程度なので、WHOの推奨量をクリアしていると。

後藤　はい。それでよいと思います。ただ、我々は若干この点に関して疑問に思っている点があります。ひとつは、別の2010年の疫学研究報告[1)]では、①部分水素添加油由来のトランス脂肪酸（人工）、②反芻動物由来のトランス脂肪酸（天然）、③共役リノール酸のそれぞれの摂取量とLDL／HDLの比率の相関を調べたところ、結局いずれの場合も相関があるとの結果が出ています。すなわち、人工のトランス脂肪酸以外のトランス型二重結合を持つ脂肪酸でも、同じように虚血性心疾患の発症リスクが高くなっていたということです。

——ということは、「トランス脂肪酸」や「部分水素添加油」という限られた分類の総称で健康影響をとらえるのは、若干正確性を欠くかもしれないとのご見解ですか？

後藤　おっしゃる通りです。また2005年の別の疫学研究報告[2)]では、上述のトランス脂肪酸の疫学研究で使用したデータを用い、リノール酸の摂取量とLDL／HDLの比率の相関をプロットしたところ、逆相関の結果が認められました。すなわち、リノール酸の摂取量が多いかたほど虚血性心疾患の発症リスクが低いという、トランス脂肪酸とまったく逆の結果になったのです。

――うーん。そうなると「トランス脂肪酸」の摂取量が多いから悪玉コレステロール（LDL）値が上がるのか、「リノール酸」の摂取量が少ないから悪玉コレステロール値が上がるのか、わからなくなってきました。

後藤　そうなんです。トランス脂肪酸の摂取量が多いかたは、もしかしたらリノール酸の摂取を減らしていた可能性があるので、どちらがLDL値上昇の直接的原因なのか、考察が難しいということです。ちなみに、日本人は植物油をよく食べるので、国際的にはリノール酸の摂取量が比較的多く、トランス脂肪酸の摂取量は少ないと言われています。和食がユネスコ無形文化遺産に登録されて10年ですが、魚と野菜中心の和食がヘルシーと言われる所以かもしれませんね。

――加工油脂に含まれる人工のトランス脂肪酸は、食肉などに含まれる天然のトランス脂肪酸より健康リスクが大きいという話も聞きます。あと「人工」の油脂であるマーガリンより、「天然」のバターのほうが健康によいとも聞きますが、事実でしょうか？

後藤　「トランス脂肪酸」の含量が多いほど心臓病の発症リスクが大きいとすると、天然でも人工でもトランス脂肪酸は入っているので、どちらがよいとは言えません。なお、天然のトランス脂肪酸は問題ないとする意見を多く耳にしますが、私は天然も人工も同じだと思っています。たとえば、天然にはバクセン酸、人工（部分水素添加油）にはエライジン酸と呼ばれるトランス脂肪酸が多く含まれることが知られています。ただし、天然にもエライジン酸は含まれますし、人工にもバクセン酸は含まれます。実際のところ、天然も人工も同じ種類のトランス脂肪酸が含まれているのです。違うのは一番多いのがバクセン酸なのかエライジン酸なのかという点です。ですので、トランス脂肪酸に心臓病発症のハザード性が備わっているとするならば、「天然」でも「人工」でも健康リスクはあると思います。理由は、どちらのトランス脂肪酸も中身は同じだと考えているからです。

トランス脂肪酸に関する規制の国際比較

――トランス脂肪酸は健康によくない添加物であり、アメリカでは使用禁止になったと聞いたことがあります。それは事実なのでしょうか？

後藤　「トランス脂肪酸」自体は、これまでご説明しました通り脂肪酸や油脂の総称ですので、添加物ではありません。ただ人工的にトランス脂肪酸を増やした「部分水素添加油」に関しては、アメリカで２０１８年にＧＲＡＳ（Generally Recognized as Safe）の登録から外され、メーカーが製造に自由に使用することに制限がかかったということです。[3)]

――なるほど。あと海外では加工食品に「トランス脂肪酸」の上限値を定めたり、含量表示が義務の国もあると聞きました。日本でも表示を義務にすべきと主張するかたがたもいるようですが、なぜ表示が義務化されていないのでしょうか？

後藤　はい。海外での規制情報も農林水産省のウェブサイトで確認できます。上限値を決めているのはヨーロッパの一部の国（ＥＵ、イギリスなど）で、トランス脂肪酸濃度の表示義務があるのは、アメリカ、カナダの他、中国、韓国、台湾、シンガポールなどのアジア諸国ですね。あと日本国内の状況についても、前述の通りトランス脂肪酸の平均摂取量がカロリーベースで０・３

％程度と少ないので、健康リスク低減のための注意喚起表示は不要とされています。

トランス脂肪酸の摂取を控えたほうがよいのか？

――ここで、私が消費者からよく受ける質問をおたずねさせてください。「私は血中総コレステロールやＬＤＬコレステロール値が高めで薬を飲んでいるのですが、加工食品中のトランス脂肪酸量も食品企業のウェブサイトでよくチェックしています。でも本当に注意する必要があるのでしょうか？」

後藤　どの程度ＬＤＬ（悪玉コレステロール）値が高いのか、さらにＨＤＬ（善玉コレステロール）値がどうなのかによるでしょうけれど、気になるのでしたら、加工食品や反芻動物由来食品は控えめにしたほうがよいかも知れません。なお、私ならば処方薬（スタチン系）を服用しながら腹八分目の食生活で過ごすようにします。その際トランス脂肪酸の含有量はあまり気にしません。

――トランス脂肪酸を摂り過ぎるとがんになりやすいと週刊誌に書いてありましたが、そのような科学情報があるのでしょうか？　また、妊婦にもよくないなどという記事も見ました。

後藤　はい、そのようなデータはあります。ちなみに、糖尿病、アレルギー、ＣＯＶＩＤ-19、生殖能力などさまざまなものとの関係を問題視するデータは出ています。よって、ハザード性は否定できないと思いますが、どれだけ摂取したら健康影響が出るというデータはないと思います。つまりリスク評価はできていません。もし気になるのでしたら、トランス脂肪酸を含むような食品は食べないほうがよいかもしれません。

――トランス脂肪酸のリスクについて、過度に心配する必要はなさそうだとわかりました。最後に、改めてトランス脂肪酸をどのように考えたらよいか、まとめをお願いします。

後藤 安全性を考えるときは、ハザード性とリスク性を常に考えるべきです。ハザード性とは「質」、リスク性とは「量」と考えればわかると思います。

たとえば太陽の光は皮膚がんの発症原因として知られています。では、毎日のように太陽の光を浴びていますが、皮膚がんになりますか？　おそらくなっていませんよね。それは皮膚がんを発症するほどの太陽光を浴びていないからです。世の中ではハザード性だけ見て騒ぎ出す人が多いですが、リスク性も考えないと問題とする危害物質の安全性は理解できないと思います。食品添加物がよい例です。

現在、1日の食事摂取エネルギーに占めるトランス脂肪酸の割合は1％未満にするようにとされています。これがリスク性の低下につながります。

図表5　日本人のトランス脂肪酸摂取量の95パーセンタイル値（＝上位5％の人の値）
総エネルギー摂取量に対する割合。WHO目標は1％未満

	1～6歳	7～14歳	15～19歳	20～29歳	30～39歳
男性	1.02%	0.79%	0.79%	0.74%	0.66%
女性	0.99%	0.83%	0.82%	0.85%	0.79%

	40～49歳	50～59歳	60～69歳	70歳以上	全年齢計
男性	0.64%	0.58%	0.59%	0.60%	0.70%
女性	0.76%	0.71%	0.64%	0.62%	0.75%

出典：「食品に含まれるトランス脂肪酸」健康影響評価書の概要（食品安全委員会）を一部抜粋

日本人のほとんどは、トランス脂肪酸の摂取量が1％未満と考えられている（食品安全委員会ウェブサイトより）。

日本人のほとんどはこの摂取量が1％未満と考えられているので図表5、暴食しなければ、問題ないのではないでしょうか。要は、腹八分目ということです。

出典
1) Brouwer IA, et al. Plos One 2;5(3):e9434 (2010)
2) Hunter, DE. Nutr. Res; 25(5), 499-513 (2005)
3) 「トランス脂肪酸に関する各国・地域の規制状況 米国」（農林水産省） https://www.maff.go.jp/j/syouan/seisaku/trans_fat/overseas/usa.html

取材を終えて

トランス脂肪酸の摂取を減らすことよりも脂質の栄養バランスが重要

これまで、我々ＳＦＳＳもハーバード大学の疫学研究論文をもとに、単純に「トランス脂肪酸」の摂り過ぎ（カロリーベースで１％以上）は心臓病の発症リスクをあげる可能性ありとして、リスクコミュニケーション活動を長年継続してきた。後藤先生にリノール酸の摂取量と心臓病の発症リスクの話も伺って、「トランス脂肪酸」の摂取量だけの問題ではなく、脂質全体の摂取バランスが重要と強く感じたところだ。また、今回取り上げた食品中のハザードの中でも、食品そのものの栄養成分であるトランス脂肪酸は、どちらかというと「塩分」などと同様、あくまで「過剰摂取」に健康リスクがあるとするならば、栄養バランス全体に配慮ができていれば問題ないのかもしれない。

今回、天然の不飽和脂肪酸（シス型の二重結合）にしても、人工的に生み出された幾何異性体のトランス型二重結合を含む不飽和脂肪酸にしても、それぞれの物性や生体調節機能が大きく異なるケースを後藤先生にご教授いただいた。改めて食品中ハザードそれぞれのリスクとベネフィットに関して、丁寧に評価していくことの重要性を感じた次第だ。

それと同時に、それぞれの油脂成分がトレードオフの関係にあることにも注意が必要なので、特にトランス脂肪酸と飽和脂肪酸の摂取量に関して、どちらか一方を減らすと他方が増える可能性が高いことにも気を配る必要があるだろう。

「栄養バランスが重要」というのは易しいが、どのように自分にとっての理想的な栄養バランスを管理していくのかが、栄養学の永遠の課題と言えるだろう。

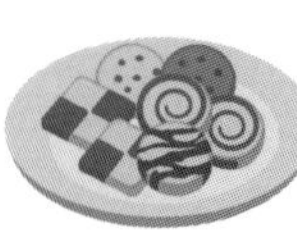

検証

リスク12

健康食品

「健康」と名がついても
健康は約束されない。
紅麹問題で露呈した
サプリメントのリスクとは……

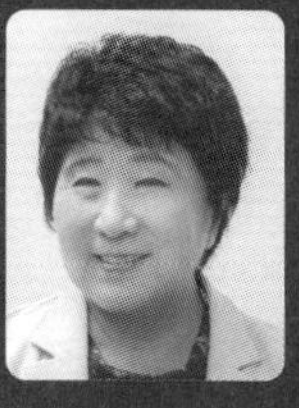

宗林 さおり
岐阜医療科学大学 薬学部教授

聞き手 山﨑 毅

宗林 さおり そうりん・さおり
愛知県生まれ。1981年国民生活センター入所、2012年消費者庁消費者安全課長、2015年 独立行政法人国民生活センター理事。2021年10月より現職。専門はセルフメディケーション（食品から医薬品まで）。

健康食品のリスクに要注意

食品の法令上のカテゴリーとして「健康食品」なるものはない。だが、食品の機能性を謳ってもよいと国が認めているものとしては保健機能食品があり、テレビコマーシャルでは、トクホや機能性表示食品など、健康への効果を謳ったものが毎日宣伝されている。しかし健康になると思われている食品が、逆に健康を害する場合も多数報告されている。２０２４年３月には、紅麹サプリによる健康被害の問題も起きている。

消費者からの苦情の声を国民生活センターで長年調査してこられた宗林さおり先生に、健康食品のリスクの実態を、そして健康にとって期待できる部分についてもお話しいただいた。

トクホと機能性表示食品の違い

――国が機能性表示を認めた保健機能食品に「トクホ」

図表１　保健機能食品の種類について

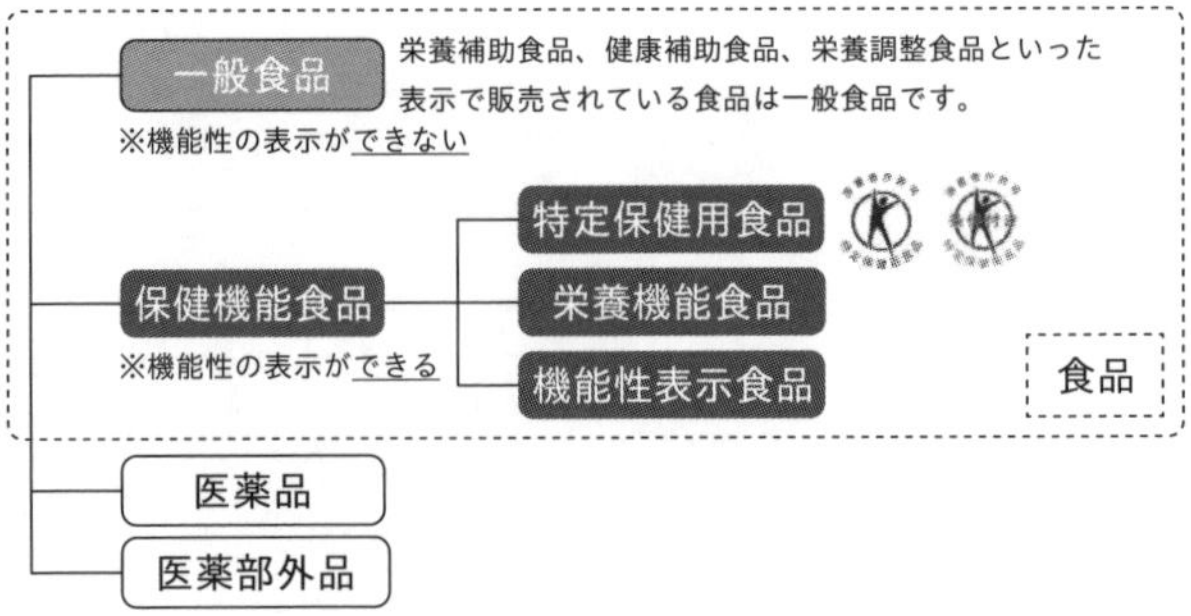

- 一般食品　栄養補助食品、健康補助食品、栄養調整食品といった表示で販売されている食品は一般食品です。
  ※機能性の表示ができない
- 保健機能食品
  ※機能性の表示ができる
  - 特定保健用食品
  - 栄養機能食品
  - 機能性表示食品
- 医薬品
- 医薬部外品

（点線枠：食品）

「機能性表示食品」って何？（消費者庁）　p.3より山﨑が作成
https://www.caa.go.jp/policies/policy/food_labeling/about_foods_with_function_claims/pdf/150810_1.pdf

食品の中でも、３つの保健機能食品（特定保健用食品、機能性表示食品、栄養機能食品）のみが、国により機能性表示が認められている。すなわち、保健機能食品以外の「いわゆる健康食品」は、たとえサプリメント形状でも単なる一般食品に分類され、機能性を表示することは法令違反となる。

（特定保健用食品）や「機能性表示食品」があり図表1、テレビコマーシャルや広告をよく見かけます。どう違うのでしょうか？

宗林　どちらも機能性を表示できる食品、という点では共通なのですが、大きく違う点があります。トクホは当該事業者が表示したいと申請を出してきた文言について、その最終製品で、第三者の有識者が、その通りの機能性や安全性を表示するに資するデータがあるかどうかの審査をしています。そして最終的には消費者庁長官が許可をして、皆さんご存知の「トクホマーク」図表2も付きます。これにはかなり長い審査期間がかかります。それに対して、機能性表示食品は、事業者が表示したい機能性表現について、機能性の根拠や食経験等の安全性など、必要な書類を消費者庁に提出（届出）して、消費者庁は必要書類が整っているかどうかの形式チェックを行いますが、内容については事業者が責任を持つという制度で、そこが大きく違います図表2。

市場に出るまでの時間が機能性表示食品のほうがずっと短いので、最近はトクホは新しいものがほとんど出ていない状況です。トクホは1991年から始まって1000品目くらい（2024年現在）です。それに対して機能性表示食品は2015年から始まって10年目ですが、実際販売されていないものも含めて7000品目以上（2024年1月現在）となっています。

――国に申請、あるいは届け出した内容は、消費者が見ることができるのでしょうか？

宗林　機能性表示食品は消費者庁のウェブサイトにデータベースがありますので、正確な届け出の内容、また、事業者の責任で作成した安全性や機能性に関する科学的根拠データも見ることができます。その点、機能性表示食品は透明性が高く、だれでも届出内容を閲覧することができま

図表2 3つの保健機能食品の比較表

	特定保健用食品(トクホ)	機能性表示食品	栄養機能食品
商品ラベル上のマーク	あり 消費者庁許可 特定保健用食品	なし (「機能性表示食品」と届出番号をラベル表示)	なし (「栄養機能食品」とラベル表示)但し何の成分が該当しているか記載
国の第三者審査	あり (消費者庁特別用途表示の許可等に関する委員会&食品安全委員会)	なし (消費者庁に必要事項と安全性/機能性の根拠を届出)	なし (栄養成分により機能性表示を国が指定)
国による承認	消費者庁長官が商品ごとに個別許可	国は未審査・未承認。消費者庁が事後チェックを実施	消費者庁長官が承認・指定した表示のみ、個別商品は未審査
表示の自由度	あり (疾病名などは原則NG。一部疾病リスク低減のものあり)	あり (疾病名などはNG)	なし (国が指定、疾病名が入る場合もあり)
エビデンスの公開	なし (審査資料は大部分が非公開)	あり (消費者庁HPにて全て閲覧できる:検索可能)	なし (国が専門家の見解をもとに決定済)
必要な根拠資料	最終製品の安全性と臨床介入試験成績が必須(個別審査にパスして承認)	最終製品もしくは機能性成分の安全性/臨床成績を届出 (個別審査は不要)	なし (表示許可の申請不要)
事業者の開発コスト&期間	億単位の開発費用+2~3年以上の開発期間がかかる	届出資料作成のみでも市販が可能:コストは製剤開発の費用のみ;既存の機能性成分なら6か月程度で開発可能	表示内容が指定されており、申請も不要
食品形状	加工食品が多い (一部、サプリメント形状)	加工食品、サプリメント形状、生鮮食品もある	加工食品、サプリメント形状

消費者庁資料より山﨑が作成

3つとも「機能性を表示できる」という点は共通だが、表示の許可に至る過程はかなり異なり、申請の有無、審査の有無なども異なる。「栄養機能食品」は申請不要、「機能性表示食品」は審査不要の保健機能食品である。

す。その反面、トクホのほうは第三者の有識者により厳格な個別審査が行われていますが、たとえば、介入群と対照となるプラセボ群でどのくらいの統計学的有意差があったのか等、最終製品による臨床試験（ランダム化比較試験：ＲＣＴ）の成績や安全性データについては公開されておらず、消費者が見ることはできません。トクホは、安全性や機能性に関するエビデンスの妥当性については専門家に一任したこととなりますね。

――なるほど。国が認めた機能性表示という意味でも、表示内容に関しても、消費者からは同じように見えるのですが、表示

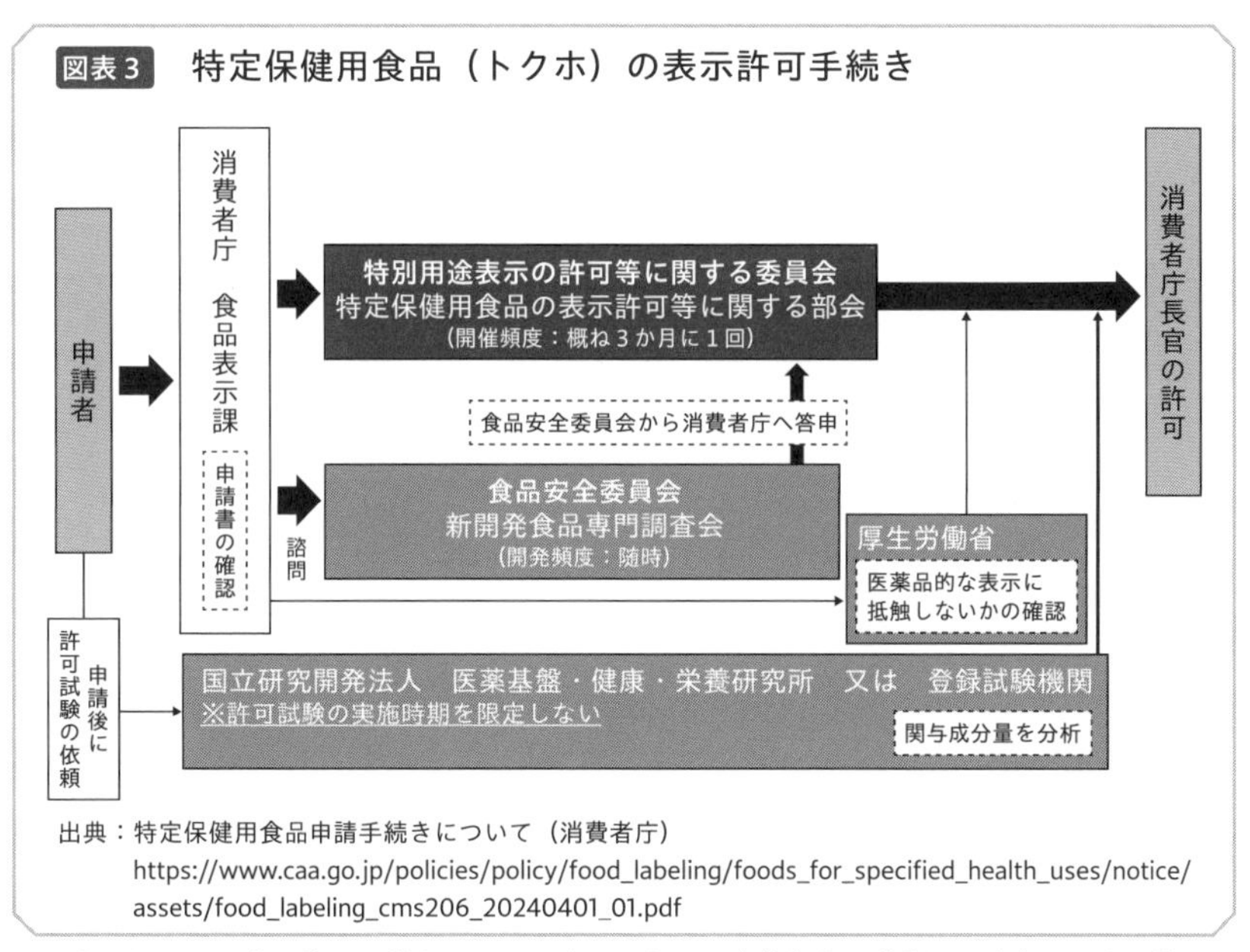

出典：特定保健用食品申請手続きについて（消費者庁）
https://www.caa.go.jp/policies/policy/food_labeling/foods_for_specified_health_uses/notice/assets/food_labeling_cms206_20240401_01.pdf

国によるトクホの表示許可手続きは、2024年4月より、消費者庁の「特別用途表示の許可等に関する委員会」の部会において検討されることとなった。安全性評価は内閣府食品安全委員会に、医薬品的表示への抵触の可否については厚生労働省に、機能性関与成分の分析については国立健康・栄養研究所にそれぞれ諮問し、得られた答申をもとに上記部会で議論し、最終的に消費者庁長官が許可する流れだ。

の許可に至る過程はかなり違うということですね。

宗林　トクホの場合、**図表3**の通り、まず食品事業者が消費者庁に申請すると、消費者庁内の特別用途表示の許可等に関する委員会の下に、令和6年4月より設置された部会が、その機能性表示の科学的妥当性を評価します。併せて今度は安全性について、国の独立したリスク評価機関である内閣府食品安全委員会が行ったあと、特別用途表示の許可等に関する委員会に安全性評価の結果を答申し、同委員会が総合的に評価します。その過程で厚生労働省も当該表示が薬機法（医薬品、医療機器等の品質、有効性及び安全性の確保等に関する法律）違反にあたらないかのチェックをします。大雑把ですが、ひと通りの審査に2～3年かかる場合もあると思います。なお、会議に使用する根拠データは非公開なのですが、それは企業のトレードシークレットを守るためですね（開示すると、競合他社が同様の商品を簡単に開発可能となってしまいます）。

――機能性表示食品は科学的根拠データを消費者庁に届け出て公開すれば、事業者の裁量で機能性表示が可能とのことですね？

宗林　おっしゃる通りです。届出資料が消費者庁に受理されてから60日過ぎれば、商品を販売することが可能となります。ただし、消費者庁が発出した「事後チェック指針[1)]」というガイドラインがありますので、届出資料の公開が完了になったあとも、当該指針に適合しないような脆弱な根拠データと判断されることがあります。２０２３年度には景品表示法の措置を踏まえて食品表示法による対応として、同じ根拠データを使用していた複数の商品への指導があった例もあります。

――あと機能性表示食品は、最終製品でのヒトを対象とした臨床試験データがなくても、機能性関与成分の文献情報のレビューがあれば届出可能[2)]との理解です。

宗林　はい。トクホは最終製品での臨床試験成績が申請の際に必須ですが、機能性表示食品の場合は、主成分である機能性関与成分の臨床論文を科学的根拠として届出が可能です。ですので、もし臨床論文がカプセル製剤を使ったデータであっても、同じ機能性関与成分を主成分とした一般加工食品でも生鮮食品でも、配合用量の妥当性さえ説明できれば、届出ができることとなっています。これは、たとえばＥＰＡを主成分とする食品の機能性エビデンスを評価するときに、トクホのように最終製品を用いた臨床試験の成績ひとつで効果を直接的に評価するのか、それともＥＰＡの機能性に関する複数の臨床論文をもとに、別のＥＰＡ含有食品の機能性を推定評価するのかという違いだと考えます。ただ、いずれにしても機能性成分の配合量が文献情報などのエビデンスと一致するだけでなく、他国でもされているように、ＥＰＡ自体の有効用量を国として定めていく方向性が必要だと思っています。

サプリメントの定義と実態

――最近「サプリメント」という用語もよく聞きますが、「健康食品」と同じことでしょうか？ビタミンやミネラルなどの栄養素を毎日摂るイメージなのですが、いかがでしょうか。

宗林　「サプリメント」とか「健康食品」はイメージとしてはわかりやすい言葉ですが、法令上定められた定義はありません。ただサプリメント自体が「補完する」「補充する」などの英語なので、ビタミンとかミネラルを栄養補助するというイメージが、最も近いかもしれません。なお、「サプリメント形状の健康食品」という場合は、通常、医薬品のような錠剤やカプセル剤のものを指します。

――「健康食品」でも、保健機能食品に該当しない食品のテレビコマーシャルをよく見ます。

宗林　「いわゆる健康食品」というように「カッコ」がついているときは、国が機能性表示を認めた保健機能食品以外の「いわゆる健康食品」のイメージですが、機能性の根拠が乏しいものが多く含まれており、国も機能性表示自体を認めていないものの、イメージで健康を訴求した食品となります。「保健機能食品」以外の「健康食品」については、結局、機能性関与成分すら不明のものが多いので、ヒトでどのくらい摂取したら、どのような機能性が発現するのか、信頼できる臨床データもないケースがほとんどです。天然の成分だから健康によいなどと謳ったり、個人の感想だけでスッキリ効果を謳っているものもありますね。その意味でも、消費者は保健機能食品（トクホや機能性表示食品）であることを確認のうえ、最低限、機能性表示の根拠となる臨床データがあることが確かな商品を、選んでいただきたいですね。

――ただ、2024年3月に報道された小林製薬の紅麹サプリによる食中毒事故では、当該製品が機能性表示食品だったにもかかわらず、腎障害による死者や入院患者まで引き起こして社会問題となりました。機能性表示食品制度の欠陥ではないかとの論調も多いようですが、宗林先生はどうお考えですか？

宗林　機能性表示食品の安全性はガイドラインで、機能性成分だけの食経験で見るとされてきました。ですが、紅麹の例では、機能性成分以外で毒性のある物質ができていたので、商品全体で見ていく必要があり、また今より長期で年数を決めての食経験が必要です。また、製造工程管理（GMP）[※]についても強く推奨されていましたが義務化ではありませんでした。チェックするポイントについても最終的な製品となる打錠工場だけではなく、原料段階、紅麹の件では紅麹を発酵させていた工場においての品質管理がなされていないといけません。毎回機能性成分の量が異なってしまうなど原料が安定していないのは問題ですので、原料から最終製品までのGMPの義務化が必要でしょう。

自然食品の健康リスク

――ここからは一般消費者からのよくある質問について伺っていきたいと思います。「とにかくお医者さん嫌いで、医薬品やワクチンも怖い。自然食品やオーガニックが好きで、健康食品なら安全で信用できると思っています。薬は副作用が心配だが、健康食品は有害な作用がないというのは本当でしょうか？」

宗林　医薬品よりは作用も弱いので副作用も相対的には少ないと思いますが、「食品だから安全」とは言えません。特に最近の健康食品は形状が錠剤やカプセルのものも多いので、食事の他に薬を飲むのと同じ感覚で毎日のように摂取しますよね。そうすると自分の体質に合わない場合もあり、たとえば薬物性肝障害といって、自分の体質に合わなくてアレルギーのような反応をして肝機能の数字が悪くなることもあります。厚生労働省の調べでも薬物性肝障害の9％が健康食品が

※GMP: Good Manufacturing Practice の略で「適正製造規範」という。GMPは原料の受入れから最終製品の出荷に至るまでの全工程において、「適正な製造管理と品質管理」を求めている。

図表4　危害情報の上位10商品・役務等の推移

順位	2022年度　12,847件		
	商品・役務等	件数	割合(%)
1	化粧品	4,295	33.4
2	健康食品	1,184	9.2
3	医療サービス※	952	7.4
4	エステティックサービス	413	3.2
5	歯科治療	373	2.9
6	整体※	353	2.7
7	美容院	312	2.4
8	賃貸アパート・マンション	287	2.2
9	洗濯用洗浄剤	284	2.2
10	外食	258	2.0

健康食品の危害症状
消化器症状　699件
皮膚障害　　245件

順位	2021年度　11,294件			2020年度　12,923件		
	商品・役務等	件数	割合(%)	商品・役務等	件数	割合(%)
1	化粧品	3,272	29.0	健康食品	3,536	27.4
2	健康食品	1,134	10.0	化粧品	2,668	20.6
3	医療サービス※	851	7.5	医療サービス※	757	5.9
4	エステティックサービス	385	3.4	エステティックサービス	346	2.7
5	歯科治療	345	3.1	賃貸アパート・マンション	296	2.3
6	整体※	280	2.5	歯科治療	274	2.1
7	美容院	279	2.5	医薬品類	234	1.8
8	賃貸アパート・マンション	264	2.3	他の保健衛生用品	212	1.6
9	医薬品類	239	2.1	調理食品	209	1.6
10	調理食品	238	2.1	美容院	206	1.6

順位	2019年度　14,099件			2018年度　10,997件		
	商品・役務等	件数	割合(%)	商品・役務等	件数	割合(%)
1	健康食品	3,931	27.9	化粧品	1,832	16.7
2	化粧品	2,889	20.5	健康食品	1,800	16.4
3	医療サービス※	833	5.9	医療サービス※	846	7.7
4	エステティックサービス	397	2.8	エステティックサービス	409	3.7
5	外食	363	2.6	外食	375	3.4
6	歯科治療	357	2.5	歯科治療	313	2.8
7	美容院	263	1.9	賃貸アパート・マンション	248	2.3
8	賃貸アパート・マンション	255	1.8	美容院	243	2.2
9	調理食品	244	1.7	調理食品	224	2.0
10	他の医療サービス※	194	1.4	他の医療サービス※	204	1.9

・表中の割合は、小数点以下第2位を四捨五入した値である。
・2023年5月末日までの登録分。消費生活センター等からの経由相談を除く。
・2021年度に商品別分類を変更したことなどにより、※がついているものについては2020年度以前と2021年度での時系列の比較はできない（「商品・役務等」の名称が同じでも定義の変更により時系列での比較ができない。また、「整体※」については、2021年度に新設されたもの）。

出典：「2022年度　全国の危害・危険情報の状況―PIO-NETより―」（国民生活センター）

原因だった、という調査結果が出ています。健康食品を摂取して体調が悪くなるようなら、まずは摂取をやめてみて、体調が戻ってくるかどうかを見極めましょう。体調をくずしたのに、無理に飲み続けてはいけません。

――健康食品が原因で肝障害とは衝撃的な事実ですね。別の消費者からのご質問です。「お薬とは違って1日3回1錠ずつ飲みなさいというわけではないので、健康食品ならある程度多めに摂っても大丈夫でしょうか?」

宗林　健康食品については逆に、機能性成分の含有量も商品によって大分違いがありますし、錠剤やカプセルの形をしていると、どうしても食事にプラスオンしていくお薬のような飲み方になります。ですので、長期にわたって多めに摂取したら体調変化等が起こらないとも限りません。たとえば、「便秘の人によい」といった健康食品を多く飲めば、下痢になる可能性が容易に考えられますよね。あと健康食品は、医薬品ほどその現品で成分含量を厳しくチェックされていませんから、少なくとも多めに摂取するのは避けるべきでしょう。「定期購入してしまい、次々と届くので多めに飲んだら体調不調になった」という話は、意外にありがちな事例です。国民生活センターに寄せられる消費者からの苦情データがＰＩＯ－ＮＥＴという制度で収集されておりますので、ここ最近の有害事象件数を図表4でご確認ください。

よくあるダイエット系の健康食品

――こちらも、健康食品についてよくある質問です。「友人がネット広告を見て、ダイエット食

品をたくさん購入しているとのこと。仕事が忙しいので、普通に食事して運動もしないで体重が減った、筋肉も増えたと喜んでいますが、そんなに簡単に健康食品で痩せるのでしょうか？」

宗林　痩せるかどうかは、体に取り入れるエネルギーと消費するエネルギーで決まります。ですので、これだけ飲んでいれば激的に痩せるというような話はありません。抗肥満薬というのは今でも医薬品がありますが、基本的には気持ちが悪くなって食欲抑制剤として働くものが多いようです。

――他の消費者からのご質問です。「輸入もののダイエット食品は危険という情報を見たことがありますが、自然食品なので副作用までは心配無用でしょうか？」

宗林　輸入のものだから安全性に問題があるということはありません。ただ、各国で規制も異なるため、本来は日本で輸入品として流通できない医薬品成分が個人輸入等で入ってくることもあります。その場合は未承認の医薬品を入手してしまうことになりますが、医薬品は作用が強いので注意が必要です。厚生労働省のサイトにも、2022年6月にSNS等で購入したダイエット用健康食品を摂取した消費者から、ほてりや

図表5　**医薬品の副作用救済制度**

●支払われる給付の種類

・入院治療を必要とする健康被害への医療をうけた場合
①医療費　②医療手当

・日常生活が著しく制限される程度の障害
③障害年金　④障害児養育年金

・死亡した場合
⑤遺族年金　⑥遺族一時金　⑦葬祭料

●救済の対象外
副作用であっても入院治療を要しない場合。医薬品の使用方法が適正と認められない場合。製造販売業者に損害賠償の責任が明らかな場合。

食品にはない

医薬品を適切に服用して入院加療の副作用が出ると救済制度の対象になるが、食品にはこのような制度はない。

動悸などの有害事象報告があり、医薬品のシブトラミンが検出されたとあります[3)]が、シブトラミンの他にも比較的よく個人輸入による事例を見かける成分があります。また、本人は個人輸入だと自覚しないで、個人輸入代行のサイトから未承認の医薬品を購入してしまっている例もあり、危険です。

「自然食品」という言葉はいい響きではありますが、どんなものでも摂り過ぎると悪影響が出始めます。「自然食品＝悪影響がない」とは言いきれません。なお、図表5の通り医薬品の場合には運悪く副作用が出てしまって健康被害に遭った場合に国の救済制度がありますが、健康食品の場合には被害救済制度がありません。

――さらに別の消費者からのご質問です。「母親がサプリメントを摂り始めたら発疹が出たので、販売会社に電話で問い合わせをしたら「それはサプリメントが効いている証拠で、その体調不良はよくなる過程で起こる現象、いわゆる「好転反応」だ」と言われたそうです」

宗林　「好転反応」という医学用語、実はないのです。「効果のある証拠ですよ」と、まるで効果のことを示す言葉として「好転反応」を使用するのは明らかに間違った説明です。そのとき体調が悪くなっているわけですから、すぐ摂取をやめることが大切です。

――さらに別の質問ですが、血液をサラサラにする医薬品をお医者さんから処方されている患者さんが、安全で飲みやすい青汁があるからと一緒に摂っているそうです。一緒に飲んでも問題ないのでしょうか？

宗林　血液を固まらせるにはビタミンKが必要です。血液サラサラの薬は逆に血栓ができないように働くわけですが、青汁のようにビタミンKが多く入っていると、血液サラサラの薬であるワーファリン等の働きを弱くしてしまうので、飲み合わせという観点では悪い組み合わせになります。青汁やクロレラや納豆もビタミンKを多く含んでおりますので、同様にワーファリンなどと一緒に飲むのは避けるべきですね。このあたりは、ぜひかかりつけのお医者さんや薬剤師さんにご相談ください。

がん治療と健康食品

――がん患者のご家族からのご相談です。「父親が1年前に前立腺がんが見つかったのですが、病院で治療すると副作用で早死にするという本を読んでから、高額の健康食品にばかり頼っています。病院で治療を受けてほしいのですが……」

宗林　前立腺がんは罹患する人も少なくないですが、それなりの治療法が病院では確立しています。手術したり、進行の遅い高齢者ではホルモン療法で過ごしているかたもいらっしゃいます。民間療法は、きちんとしたエビデンスもあるわけではなく、知人に聞いてとか、雑誌等で読んでということで、民間療法に飛びつくのはたいへん危険です。まずは専門医に相談しましょう。

――健康食品で痛みを軽減したり、がんを治療したりすることが可能なのでしょうか？　芸能人のAさんがキノコの健康食品を飲んで、がんが消失したという話もあります。

宗林　民間療法は、個人の感想のレベルのエビデンスしかない場合がほとんどです。逆に病院での標準治療を受けなかったことで、早く亡くなってしまった芸能人の記事を見かけますが、教訓としましょう。我々の身体は免疫機能を備えているからこそ、風邪をひいても医薬品なしでも回復します。がんが偶然治ったサクセス・ストーリーは、そのかたの特別な状況だと理解しましょう。

――最後のご質問です。「仕事がら不規則な食生活になるし、運動や睡眠の時間も十分とれません。健康食品により病気の予防につなげたいのですが、どうすればよいでしょうか？」

宗林　よーく気持ちはわかります。そして機能性表示食品等を活用していくことは悪いことではありません。機能性をうまく引き出せるような摂取方法、何を摂取していくのか、考えることもリテラシーの向上になりますし、信頼できる情報が掲載されているところで調べるのもいいでしょう。

紅麹サプリによる健康被害の問題を受けて、消費者庁では「機能性表示食品を巡る検討会」を立ち上げ、短時間にＧＭＰと健康被害報告について今までより厳密なものになっていくと思われます。利用する際にはＧＭＰのマークがついているか、今服用している薬との飲み合わせはないか。また食品なのだから大丈夫と思わず、飲んでみて調子がすぐれないようであったらまず摂取をやめることが鉄則でしょう。

出典

1) 「機能性表示食品に対する食品表示等関係法令に基づく事後的規制（事後チェック）の透明性の確保等に関する指針」 https://www.caa.go.jp/policies/policy/food_labeling/foods_with_function_claims/pdf/about_foods_with_function_claims_200324_0003.pdf
2) 『「機能性表示食品」って何？』（消費者庁） https://www.caa.go.jp/notice/assets/150810_1.pdf
3) 『医薬品成分を含有する製品による健康被害（疑い）の発生について』（厚生労働省） https://www.mhlw.go.jp/content/0627press.pdf

取材を終えて

機能性には寛容に安全性には厳しく

宗林さおり先生に伺った保健機能食品（トクホや機能性表示食品）は、ヒトでのプラセボ対照ランダム化比較試験（ＲＣＴ）において群間有意差が得られており、科学的根拠のレベルは決して低くない（エビデンス・ピラミッドの上のほうだ）ということを参照いただきたい。

また、毎日かつ長期にわたって摂取する食品だからこそ、生体調節機能が医薬品のように強すぎて副作用を発現するのではよろしくない。もちろんヒトでの機能性の根拠データが全くない「いわゆる健康食品」は論外としても、保健機能食品では、機能性エビデンスの評価に寛容であるべきだ。医薬品と比較して効果が限定的なほうが、むしろ副作用発現の可能性が下がるので、長期摂取に向いている。逆に、食品である限りは、機能性成分の長期毒性試験や遺伝毒性試験などの安全性データに厳しい目が向けられるべきであり、その意味では安全性データを食品安全委員会の専門委員が審査するトクホのほうが、より優秀な健康食品と評価すべきだろう。

なお、トクホと比較した場合に、機能性表示食品の安全性の根拠は喫食実績に依存する傾向が強いので、最低限、機能性関与成分に関する安全性試験はもっと充実させるよう、ガイドラインを制定してはどうか。またサプリメント形状の機能性表示食品に関しては、機能性関与成分の配合にバラツキが起こらないことを目的として、ＧＭＰ制度を義務付けるのが妥当と考える。

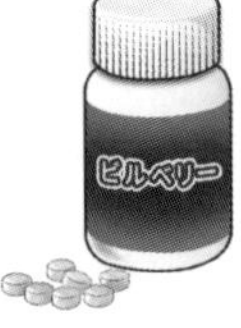

検証

リスク

13

食品のリスクアセスメント

9割の人が知らない
「食のリスク」の見極め方。
3000件を超える
ファクトシートが食品安全の真実です。

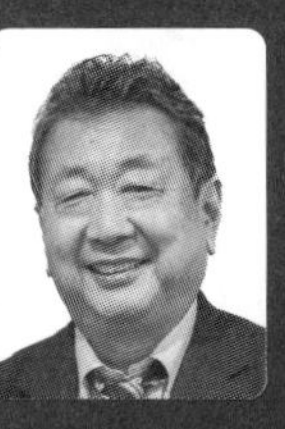

山本 茂貴

内閣府食品安全委員会 委員長

聞き手 小島正美

山本 茂貴 やまもと・しげき

1954年生まれ。東京大学大学院農学系研究科獣医学専攻修士課程修了。国立医薬品食品衛生研究所食品衛生管理部長、東海大学海洋学部教授を経て、2017年1月から食品安全委員会委員、2021年7月から食品安全委員会委員長。

リスク評価の基本は何か

食のリスクとは何か。意外にわかっているようで実はよく理解されていない概念ではないだろうか。たとえば、いわゆる人工甘味料（非糖質系甘味料）のアスパルテームが国際がん研究機関（ＩＡＲＣ）によって「ヒトに対して発がん性があるかもしれない」とのニュースを見たとき、その健康へのリスクをどう考えたらよいのか、自分なりに考えて判断を下すのは結構難しい知的な作業だ。そこで、日本の「食のリスク」の番人とも言われる内閣府食品安全委員会の山本茂貴委員長に「食の安全とリスクの大きさの見極め方」について伺った。

リスク評価の４つのステップとは何か

――リスクの大きさを判断する道具として、「リスク評価」は重要な概念だと思います。まずは教科書的になってしまいますが、リスク評価とは何かを教えてください。

山本　冒頭から、ちょっと理屈っぽくなりますが、このリスク評価の基本を学んでおけば、いろいろなリスクの判断に対処できます。では始めましょうか。

身の回りには、病原菌による食中毒、カビ毒、残留農薬、食品添加物、加熱調理で生じる有害物質など、ヒトに危害を及ぼすさまざまな危害要因があります。この危害要因をハザード[※1]と言います。このハザードは日本語ですと「危険」と訳されてしまいますが、危険と言ってしまうと、リスクと似た概念になってしまい、理解が正しく進みません。まずは**ハザードとリスクは異なる概念**だと知ることがリスク評価の第一歩となります。

――確かにリスクとハザードは、どちらも日本語だと「危険」と訳されるので、同じような意味で使われていますね。どう違うのでしょうか。

山本　ヒトの健康に影響を及ぼす実際のリスクは、危害要因のハザードの特性だけで決まるわけではありません。いくら危害があっても、それがどれくらい体内に摂取される（専門用語で「ばく露」といいます）

図表1　リスク評価の基本となる４つのステップ

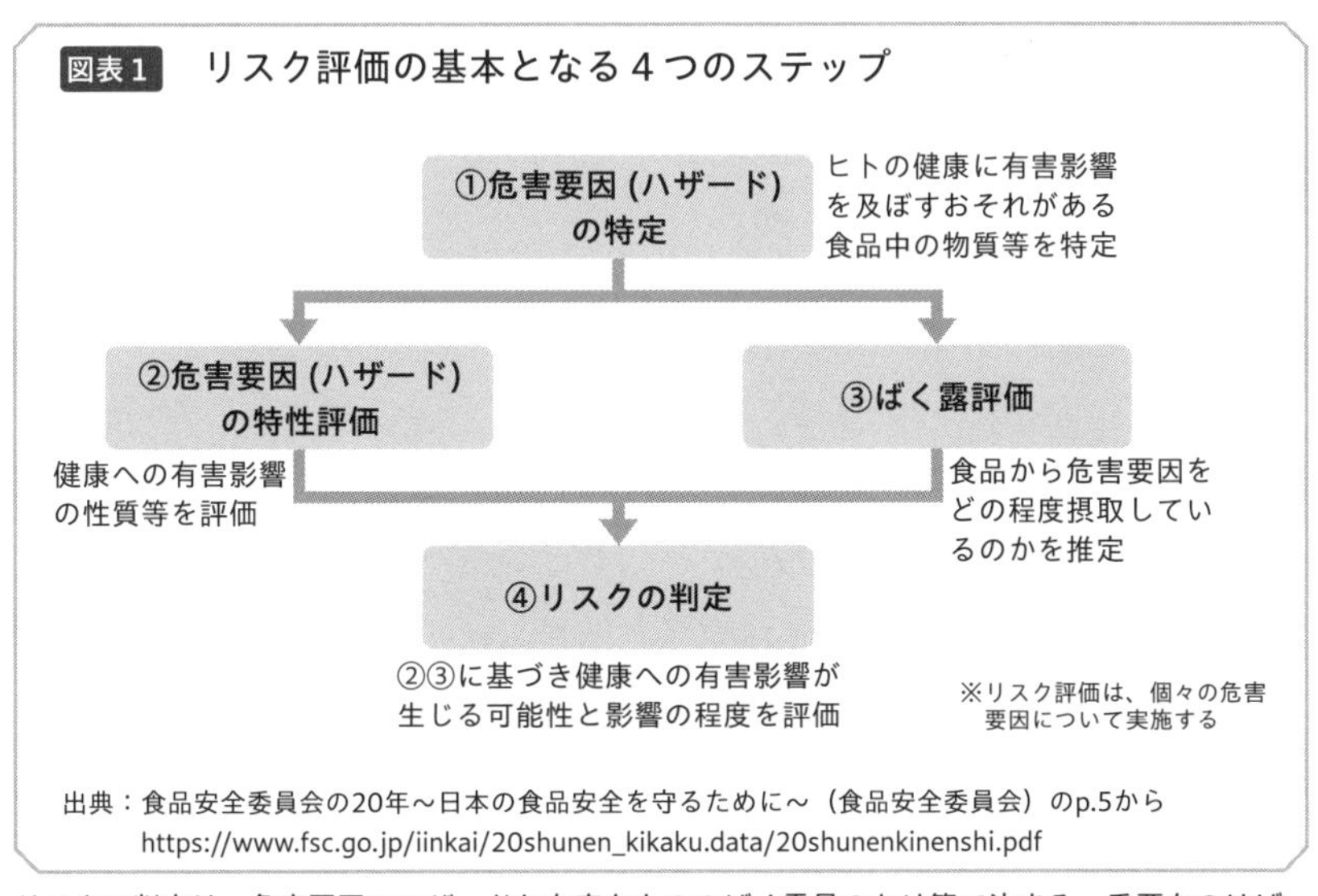

出典：食品安全委員会の20年～日本の食品安全を守るために～（食品安全委員会）のp.5から
https://www.fsc.go.jp/iinkai/20shunen_kikaku.data/20shunenkinenshi.pdf

リスクの判定は、危害要因のハザードと有害なもののばく露量のかけ算で決まる。重要なのはばく露量だ。

※1　日本語では「危害要因」や「潜在的な危険性」、もしくは単に「危険」「危害」と説明しているケースもあるが、基本的にはあくまでリスクをもたらす可能性と言う意味。たとえば、タバコにはハザードがあるが、吸わなければリスクはゼロである。車もハザードがあるが、時速20km以下で運転すれば事故に遭うリスクは極めて低い。ハザード＝危険ではない。

かでリスクの大きさは変わってきます。これを方程式で表すと、リスク＝ハザード（危害要因）×危害が起きる頻度や可能性（有害なものにさらされる頻度や可能性）、と表せます。

たとえば、カビ毒や病原菌のような危害要因があっても、それが体内に摂取される量が少なければ、健康へのリスクは低くなります。食品安全委員会が行っているのは、食中毒を引き起こす細菌や重金属などのハザードの特性を調べ、それらがヒトに感染する確率や食品からどの程度、摂取するかを推定して、実際にヒトにどの程度のリスクがあるかを評価しています。これがリスク評価の4つのステップ図表1です。これを頭に入れておくといろいろな場面に応用できて、自分なりにリスクの大きさを判断できるようになります。

リスク判断で重要なのは「ばく露評価」

――今のお話を聞いていると大事なのは、危害の特性（発がん性の有無など）よりも、その危害をもたらすものがどれくらい体内に摂取されるかの「ばく露評価」が重要だという印象を持ちました。

山本　その通りです。危害要因の特性がわかっただけではリスクの大きさはわかりません。ヒトが感染する確率や日々の食事から摂取する量の「ばく露評価」がリスクを大きく左右します。

――なるほど。であれば具体的な例として、食品添加物にも指定されている甘味料のアスパルテームのリスクを考えてみたいと思います。国際がん研究機関（IARC）は2023年7月、アスパルテームを「ヒトに対して発がん性の可能性あり」のグループ2Bに分類しました。これを

リスク評価としてどう考えればよいでしょうか。

山本　IARCの発がん性分類は、グループ1、グループ2A、2B、グループ3の4つの分類に分かれます図表2。この分類は、化学物質や微生物などについて、ヒトに対する発がんの原因となり得るかどうかの根拠の強さを示すもので、現実的なレベルでばく露したときに、実際にがんがヒトに発生する可能性の大きさを示すものではありません。つまり、この分類はばく露評価が反映されていないので、ヒトへの実際のリスクの大きさの分類ではないということです。

アスパルテームのリスクはどれくらいか

――そういうことですか。リスクの大きさの分類ではないとなると、アスパルテーム

図表2　国際がん研究機関（IARC）の発がん性分類〜根拠の程度〜

グループ	評価内容	発がん性を示す根拠の程度
1	Carcinogenic to humans（ヒトに対して発がん性がある）	・ヒトにおいて「発がん性の十分な証拠」がある場合　または ・実験動物において「発がん性の十分な証拠」があり、かつ、ヒトにおいて発がん性物質としての主要な特性を示す有力な証拠がある場合
2A	Probably carcinogenic to humans（おそらくヒトに対して発がん性がある）	以下のうち少なくとも2つに該当する場合 ・ヒトにおいて「発がん性の限定的な証拠」がある ・実験動物において「発がん性の十分な証拠」がある ・発がん性物質としての主要な特性を示す有力な証拠がある
2B	Possibly carcinogenic to humans（ヒトに対して発がん性がある可能性がある）	以下のうち1つに該当する場合 ・ヒトにおいて「発がん性の限定的な証拠」がある ・実験動物において「発がん性の十分な証拠」がある ・発がん性物質としての主要な特性を示す有力な証拠がある
3	Not classifiable as to its carcinogenicity to humans（ヒトに対する発がん性について分類できない）	上記いずれにも該当しない場合

出典：リスク評価と国際がん研究機関(IARC)の発がん性評価について(食品安全委員会)の表示から一部改変

IARCの発がん性分類は、証拠の確かさの順番であり、リスクの大きさ（危険度）の順番に並んでいるわけではない。

の現実のリスクはどれくらいだと考えればよいのでしょうか。

山本　詳しくは食品安全委員会のサイトにある「アスパルテームに関するQ&A」[※2]を見てほしいですが、アスパルテームに対しては、ある一定の摂取量以下なら毎日摂取し続けても健康への影響はないという指標である「許容一日摂取量（ADI）」が設定されています。そのADIの数値は体重1kgあたり1日40mg（40mg／日／kg体重）です。体重が50kgの成人なら1日2000mg（40mg×50）のアスパルテームを摂取し続けても健康への影響はないという意味です。

――ということは、実際に日本人が摂取しているアスパルテームの量とADIを比べれば、リスクの大きさがわかるわけですね。

山本　そうです。人が実際の食生活でどれくらいのアスパルテームを摂取しているかに関しては、厚生労働省が推計調査結果を公表しています。それによると、推定摂取量は1日あたり0・055mg（2019年度調査）です。調査した年によってアスパルテームの摂取量は変動しますが、アスパルテームの平均的な摂取量はADIの3万分の1～10万分の1程度となっています。

――ADIよりもはるかに低いですね。それなら健康への影響はないと見てよいですか。

山本　はい、そう言ってよいと思います。つまり、アスパルテームのリスクは、ゼロではないけれども、極めて低いと言ってよいでしょう。食品に含まれる残留農薬のリスクもこのような手法で判断します。

――危ない農薬としてよく話題となる除草剤のグリホサートがパンから検出されたというニュースを時々見かけますが、このリスクはどうなるのでしょうか。

※2　「アスパルテームに関するQ&A」（食品安全委員会）
https://www.fsc.go.jp/foodsafetyinfo_map/aspartame.html

山本　パンから検出される濃度は法的な基準値以下なので、間違いなくＡＤＩ以下に収まっています。残留農薬や食品添加物などが食品から検出されたというニュースを見たら、基準値を超えたかどうかではなく、ＡＤＩ以下に収まっているかどうかが記事で触れられているかをチェックしてみましょう。

「独立」した行政機関として3000件以上のリスク評価

――ただ、日本の行政機関に対しては、一部市民団体から食品業界などの肩を持っているのではという意見も聞きます。そこはどうでしょうか。

山本　食品安全委員会はＢＳＥ（牛海綿状脳症）の発生をきっかけにして２００３年に発足しました。最大の特徴は厚生労働省や農林水産省など日本の食品行政の実務を担う行政機関から独立している点です。食品業界に遠慮したり、忖度することはありません。ひたすら科学に基づき、客観的にリスク評価を行っています。これまでに農薬、食品添加物、遺伝子組換え食品、いわゆる健康食品、微生物やウイルス、ＢＳＥの原因となったプリオン、動物用医薬品、カビ毒など３０００件を超える食品影響評価（リスク評価）を行ってきました。その評価書は食品安全委員会のウェブサイトで読むことができます。

――約20年間で3000件以上の評価はすごい量ですね。

山本　食品安全委員会には農薬や添加物など12の専門調査会と６つ（薬剤耐性菌や有機フッ素化合物など）のワーキンググループがあり、２００人を超える専門家がリスク評価に携わっています。

たとえば、関心の高い農薬について言えば、一つひとつの農薬に関する多数の動物試験データなどから、遺伝子に与える影響や生殖への影響、動物実験の結果がヒトに適用できるかどうかなど幅広く検証します。そして、抵抗力の弱い子どもや高齢者、妊婦などにも影響があるかどうかも考えて、農薬や食品添加物のＡＤＩを決めたりしています。

――食品安全委員会といっても、どんな組織かを詳しく知る人は少ないと思います。どんな構成になっているのでしょうか。

山本　食品安全委員会は私を含め７人の委員（４人が常勤で３人は非常勤）で構成されています。７人は、微生物学、毒性学、公衆衛生学、化学物質の代謝・動態、調理科学、食品の生産・流通、リスクコミュニケーションなどを得意とする専門家です。このもとに事務局があり、事務局には評価第一課（食品添加物や農薬などのリスク評価を担当）、評価第二課（動物医薬品や微生物、ウイルス、カビ毒、遺伝子組換え食品などのリスク評価を担当）、情報・勧告広報課などがあります。精鋭のスタッフは約１２０人に上ります。基本的には、厚生労働省や農林水産省、環境省、消費者庁から諮問案件を受けて、専門調査会やワーキンググループで審議してリスク評価をまとめていきますが、７人の委員と専門家との間で喧々諤々（けんけんがくがく）の熱い議論を戦わせることもあります。

――私も記者としてよく委員会に出て議論を聞いていました。農薬だけでも5つの専門調査会があり、1～数カ月で新しい農薬成分を評価していくわけですが、膨大な資料を読み込んで議論する様子は科学的評価の真剣勝負を見ているようでした。

山本　それはありがとうございます。世の中の動向を注視しながら、食品安全委員会が自ら進んでリスク評価の対象案件を選ぶ場合もあります。案件募集もしています。これまでにカビ毒、食品中のヒ素、トランス脂肪酸、加熱時に生じるアクリルアミド、鶏肉中のカンピロバクター・ジェジュニとカンピロバクター・コリなどのリスク評価を「自ら評価」として世に公表してきました。

——リスク評価の裏側ではさまざまな科学的検証作業が行われているのですね。食品のリスクと言えば、メディアでは残留農薬や食品添加物に関心が集まりやすいですが、微生物やウイルスによる食中毒も大きなリスクだと思います。食中毒と残留農薬・添加物のリスクの大きな違いは何でしょうか。

山本　残留農薬や食品添加物による健康被害は意図的に農薬などを混入させる犯罪や製造工程のミスなどを除き、ほとんど起きていません。これに対し、食中毒は現に起きている被害だという点が大きな違いだと思います。その意味ではもっと食中毒に関心を持ってほしいですね。

——なるほど確かにそうですね。食中毒で多いのはどんな要因でしょうか。

山本　件数で言えば、上位の3つはアニサキス、カンピロバクター、ノロウイルスです 図表3。寄生虫のアニサキスを除けば、最近は細菌による食中毒ではカンピロバクターが一番多いです。主な感染源は鶏肉の刺身やたたき、加熱不足の鶏肉など鶏肉の生食です。死亡例はほとんどありませんが、腹痛や下痢だけでなく、回復後にごく一部の人にギラン・バレー症候群（末梢神経が障害されることで運動まひ、筋力の低下、しびれ、痛みなどの症状を引き起こす病気）が発生しているので侮ってはいけません。

――生で食べなければ大丈夫でしょうか。

山本　それは違います。生食しない人でも食中毒は起きています。食品安全委員会は２００９年にカンピロバクターのリスク評価書をまとめています。そこに詳しく書かれていますが、もともとカンピロバクターは鶏の腸管にいて、食肉用に処理されるときに肉や内臓などに移ります。市販の鶏肉の約３～９割は汚染されています。ですから、生で鶏肉を食べる人は生で食べない人に比べて、約10倍も感染しやすい結果がわかっています。

　生食をしない人でも感染がゼロにならないのは、鶏肉についているカンピロバクターが人の手や調理器具などに移って感染源となるからです。新鮮だから安全

図表3　病因物質別の食中毒件数の推移

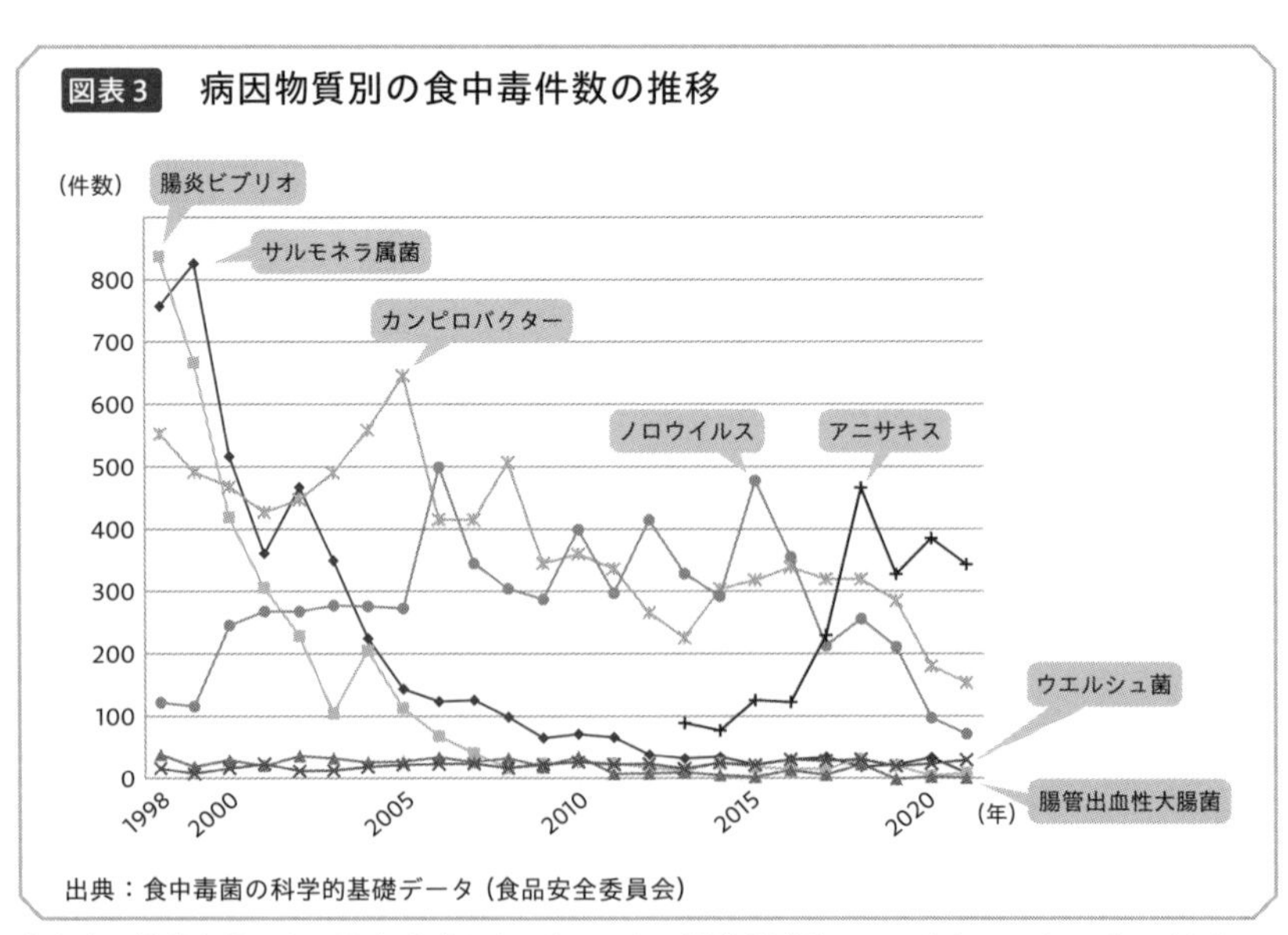

出典：食中毒菌の科学的基礎データ（食品安全委員会）

食中毒の推移を見ると、腸炎ビブリオ、サルモネラ属菌が減り、アニサキス、カンピロバクター、ノロウイルスが増えていることがわかる。

だと勘違いするケースも見られますが、これは全くの間違いです。カンピロバクターは菌数が少量でも発症します。鶏肉の中心部を75度以上、1分間以上加熱すれば死滅しますので、やはり生では食べないのが一番よいでしょう。

ノロウイルスは食材よりも取り扱い方に注意

――食中毒の件数では3番目に多いノロウイルスはどうですか。カンピロバクターとは違う対策が必要なのでしょうか。

山本　ノロウイルスはウイルスですから、食品中で増殖することはありませんが、人の手指や調理器具などについていたりすると人から人へ感染していきます。ノロウイルスと言えば、原因としてカキのような二枚貝を思い浮かべる人が多いと思いますが、カキは原因の一部でしかなく、最近の傾向としては、食材自体よりも、食品を取り扱う人がノロウイルスを持っていて感染を広げる傾向が強くなっています。

――そうなんですね。ノロウイルスというと、なんとなくカキを食べなければ大丈夫というイメージを持っていましたが、大きな誤解でした。食材よりもむしろ食品を扱う側の予防策が大事というわけですね。

山本　そうです。ですから、対策としては「食材の加熱」「手洗い」「トイレや調理器具などの消毒」をしっかりと行うことが最も効果的です。調理前、食事前、トイレ時には必ず石けんで手を洗いましょう。

腸管出血性大腸菌で5人死亡

――食品を扱う事業者の責任が重いという点では、２０１１年に起きた富山県の焼き肉チェーン店での集団食中毒事件を思い出します。あの事件では５人が死亡しています。原因は腸管出血性大腸菌でした。あの事件がきっかけで、お店での牛の生レバーの提供が禁止になりました。禁止までしなくてもよいのではという声もありましたが、なぜ禁止になったのでしょうか。

山本　同じ牛肉の生食でも、牛刺しやユッケ、たたきなどについては、生で食べてもよいように厚生労働省が肉の保存温度や加工調理の手順などを定めた「生食用食肉」（牛肉）の規格基準を作りました。これは、肉の塊を気密性のある容器に入れて密封し、表面から1cm以上の深さまで60度で2分間以上加熱し、そのあと、速やかに4度以下に冷却するといった手順を定めています。この規格基準を事業者が守れば食中毒は防げます。

一方、生レバーについては、同様の手順で規格基準ができないかを検証しましたが、無理でした。放射線を当てれば、確かに菌は死にますが、味が変わってしまい、とても食用にはなりません。結局、生レバーの提供は禁止するしかありませんでした。

――当時は、生レバーの提供禁止は非現実的なゼロリスクを求めるものだという反対論もあったようですが、これで納得しました。やはり死者を出してはいけないという一線を守ることは重要ですね。

山本　スーパーでは今も生レバーが販売されていますが、これは加熱調理が前提です。中には生で食べる人がいるかもしれませんが、牛の生肉を食べて死亡する人は5歳以下の子どもや65歳以上の高齢者に多い傾向があることを考えると食べないことをお勧めします。

なぜ、腸炎ビブリオは激減したか

――各種食中毒の推移を表した図表3を見て気づいたのですが、腸炎ビブリオによる食中毒はかつては1位か2位だったのに、2000年あたりから激減しています。原因は何でしょうか。

山本　腸炎ビブリオは海水にいますので、主な感染経路は魚介類か水産加工食品を介してです。かつては衛生管理が不十分だったのですが、2001年に食品衛生法の一部が改正され、腸炎ビブリオによる食中毒の原因となりやすい生食用の魚介類、生食用カキ、ゆでだこ、ゆでがになどの食品に対して、新たに「腸炎ビブリオの規格基準」が厚生労働省によって作られました。たとえば、腸炎ビブリオは10度以下だと増えませんので、生食用鮮魚介類などの食品を流通・販売する際には「10度以下で保存すること」と定められています。これができてから、食中毒は大きく減ったわけです。

――規格基準の効果は大きいですね。腸炎ビブリオの脅威はもはやなくなったと考えてもよいでしょうか。

山本　そうとも言えません。腸炎ビブリオは10分で約2倍と増殖スピードがすごく速いのが特徴です。夏場の気温の30度前後だとあっという間に増えて、感染を起こすまでに増殖します。魚介類を放置して2～3時間で感染するまでに増えるということも考えられます。ですから、食中毒が減ったとはいえ、用心が必要です。家庭でも10度以下の低温で保存することが不可欠でしょう。加熱して食べればもちろん大丈夫です。

加熱しても防げない食中毒もある

——これまでの話を聞いていると食中毒の多くは加熱で防ぐことができるとの印象を持ちました。加熱しても防げない食中毒もあるのでしょうか。

山本　もちろん、あります。2000年に発生した雪印乳業・大阪工場での集団食中毒事件がその例です。被害者は約1万3000人に及び、マスコミは連日大々的に報じていましたから覚えている人も多いでしょう。あの事件は、黄色ブドウ球菌が産生した毒素（エンテロトキシン）に汚染された脱脂粉乳が原因でした。

黄色ブドウ球菌は自然界に広く分布している細菌ですから、人がけがをして傷口が化膿し、そこから食品が汚染されるケースもあります。ぜひ知っておきたいのは、黄色ブドウ球菌自体は熱に強くありませんが、それが作る毒素は熱に強いことです。100度の熱湯で30分間、加熱しても毒素は壊れません。

——100度の加熱でも壊れないとは驚きです。他にもあるのでしょうか。

山本　ウエルシュ菌やセレウス菌が作る芽胞も熱に強いものとして知られています。芽胞は休眠状態ですが、強固な構造をしていて、100度の加熱でも死滅しません。ウエルシュ菌はヒトの腸管や土壌、下水、台所など身の回りに広く分布していますので、カレーやシチュー、煮魚などが原因で食中毒が起きることがあります。

一方、セレウス菌は土壌細菌ですが、米や麦などの農産物や米を使った調理品で食中毒が起きるケースがあります。

――加熱調理しても毒素が残っていると聞くとやはり食中毒のリスクは要警戒ですね。よく家庭でカレーやシチューを作って余った場合、翌日にまた残りを食べることがありますが、これは大丈夫でしょうか。

山本　余ったカレーを室温で長時間、放置するのは絶対に禁物です。冷蔵庫で冷やしておく場合も、小分けしてすばやく冷やすことが必要です。芽胞は冷凍しても死滅しませんので、やはりカレーやシチューは調理したら、なるべく早く食べるのが一番よいでしょう。

カビ毒

――食中毒の例を聞いていると身の回りにはさまざまなリスクが存在することがよくわかりました。毒素と言えば、カビが作る毒素もありますね。

山本　食品安全委員会はちょうどカビ毒のリスク評価を行ったところです。カビは菌類の一種で世界には約3万種類もいると言われています。生育する中でさまざまな物質を作りますが、食品や医薬品の製造に役立つものがある一方、一部はヒトに有害な物質（カビ毒）となります。そうしたカビ毒の中にアフラトキシン類やパツリン、デオキシニバレノール（ＤＯＮ）、ニバレノール（ＮＩＶ）、オクラトキシンなどがあります。

一般にカビ毒は熱に強く、加工・調理しても毒性がほとんど減らないことをまずは知っておくことが大事です。私たちの身の回りの食べ物で身近なカビ毒と言えば、小麦など穀類で時々汚染が見られるデオキシニバレノールとニバレノールです。一度に大量摂取するとおう吐や腹痛などの症状が出ます。長期にわたって摂取すると体重減少や免疫系への影響もありますので注意が必要です。

――そう言えば、2023年、岩手県産の小麦からデオキシニバレノールが基準値を超えて見つかり、学校給食で食べた児童たちが体調不良を訴える食中毒がありましたね。

山本　デオキシニバレノールは小麦や大麦、トウモロコシなどに赤カビ病を起こす病原菌が産生するカビ毒です。1950年代には赤カビ病で汚染された米や麦を食べた人にしばしば食中毒が起きていましたが、最近はほとんどなく、岩手県の例は珍しいケースですね。

――カビ毒のリスクは高いのでしょうか。

山本　食品安全委員会のリスク評価によると、日本人が平均的に摂取しているデオキシニバレノールとニバレノールの量は健康影響の目安となる一日摂取耐容量（TDI）[※3]を下回っており、健康に悪影響を及ぼす可能性は低いと考えられます。カビ毒のことを詳しく知りたい人は、食品安全委員会が製作した動画「食品に生える『かび』の基礎知識と『かび毒』の評価」（食品安全委員会の浅野哲委員が解説）[※4]をユーチューブで配信していますので、ぜひ見てください。

――私（小島）も動画を見ました。とてもわかりやすい解説で参考になりました。カビ対策としては、密閉容器に食品を入れて低温の冷暗所で保存することを心掛けたいと思いますが、パンや

※3　TDI＝耐容一日摂取量。これ以下なら健康影響がないという意味で、農薬や食品添加物のADI（許容一日摂取量）と同様の概念だが、意図的に使用していない重金属やカビ毒などに適用される。

ミカンにカビが生えた場合、カビの部分だけを取り除いて食べてもよいのか悩むところです。

山本　カビがパンに生えた場合、カビは目で見てわかる変色したところだけに存在しているわけではありません。そこだけを削ってもカビ全体を除去したことにはならないので、やはりカビが生えた食品は食べないことをお勧めします。

——これまでさまざまなリスク評価の事例をお聞きしました。ニュース価値のある評価事例が多いことを痛感しましたが、残念なことに食品安全委員会の評価結果がメディアに取り上げられるケースがまだまだ少ないと感じます。

山本　セミナー形式でメディアの皆さんとの意見交換会を以前から行っていますが、これからもさらに力を入れていきたいと思います。それと同時に今後は小中高生への情報提供、そして一般の消費者にもリスク評価事例を知ってもらうために、ユーチューブやX（旧ツイッター）などSNSでの発信にも尽力したいと考えています。

※4　動画「食品に生える『かび』の基礎知識と『かび毒』の評価」（浅野哲委員－食品安全委員会）　https://www.youtube.com/watch?v=rn526sLd5lA

取材を終えて

疑問に思ったら食品安全委員会のサイトを訪れたい！

インタビューで最も驚いたのは、食品安全委員会が過去20年間で3000件を超えるリスク評価を行っていたことだ。3000件と言えば、私たちの身近な食品のリスクをほぼカバーする量である。ということは、私たちが普段、何気なく疑問に思っている食のリスクに関する答えは食品安全委員会のサイトに存在しているということだ。

たとえば、「炭水化物を多く含む食材を高温で加熱した食品に発生する発がん性物質のアクリルアミドはどれくらい危険か」を知りたい場合、「食品安全委員会」「アクリルアミド」「リスク評価」などの言葉を入力して検索すれば、瞬く間に詳しい解説を読むことができるだろう。専門用語も出てくるが、少々の忍耐力を発揮すれば、だれでも理解できる。単にネットで何かを知ろうとしても、往々にして危ない話ばかりが上位に顔を出す。ネット検索では科学的な情報が上位に来るとは限らない。いろいろな食に関するリスクを的確に知りたい場合は、まずは食品安全委員会ホームページをのぞいてみる。これを習慣にするだけでも食のリスクの見極め方は格段に上がる。そのことをインタビューで改めて痛感した。

食品安全委員会
ホームページ
https://www.fsc.go.jp/

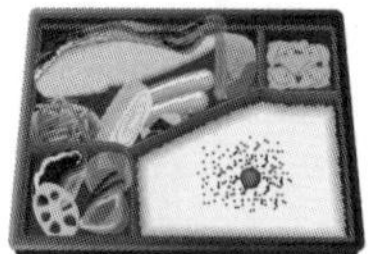

終　章

リスクに関する科学報道はどうあるべきか

～報道ガイドラインの提唱～

記者は不安に寄り添い、「体感リスク」を重視

科学者が考える科学的なリスクが一般の人に的確に伝わらない原因は何だろうか。45年間にわたり、毎日新聞社で記者稼業を続けてきた私がたどりついた結論はこうだ。

――記者の考えるリスクと科学者が考えるリスクは、その言葉は同じでも、双方のリスク観は全く異なる――

記者たちが注目するのはリスクの大きさ（危なさの程度）だけではない。リスクが大きかろうと小さかろうとリスクを生み出した「政府の対応の遅れ」「アメリカ政府や巨大グローバル企業への従順さ」「企業や政府の情報隠し」「政府や企業の事態改善意欲の欠如」など、リスクにまつわる政治的・倫理的な要素を重視して、記者はニュースを作っていく。

別の言葉で言えば、記者たちは人々が抱く「体感リスク」（主観的リスク）に重きを置く。人々が不安や恐怖を感じていれば、たとえそれが根拠の乏しい不安や不合理なものであっても、それに寄り添って報じていく。間違っても「その不安は感情的なリスク（体感リスク）であり、杞憂に過ぎません。心配はご無用です」といったニュースを流すことはない。

情報とは「情に報いる」と書く。記者たちは人々の情に寄り添って、「あなたたちの不安はもっともです。たとえ基準値以内の検出であっても、農薬が検出されれば不安ですよね」と言って、農薬のリスクがさも高いかのようにニュースを作っていく。つまり、人々の不安を打ち消すのではなく、その不安に共感し、不安をより増幅する形でニュースを作っていく。

さらに換言すれば、「農薬メーカーや政府の言うことは信用できませんよね」と言って、自らは正義の役を演じながら、人々の「共感」を得るようにカッコよく振る舞う。人々から共感を勝ち取ることは、有料で情報（商品）を売って生き残る新聞や週刊誌の存続にとって不可欠な要素だ。

このことは、メディアが注視する体感リスクに関する具体的な例を示せばわかるだろう。たとえば、東京電力福島第一原発の処理水に含まれる放射性物質のトリチウム（三重水素）の海洋放出に伴うリスクがいかに小さくても、「東京電力の体質は信頼できない」「漁業者との約束を守っていない」「（自然界で自然に発生している程度の量の放射線でも）ごく微量でも危ない」といったトーンでニュースを作る。東京電力の体質とトリチウムのリスクは全く関係ない事柄なのだが、そんなことよりも東京電力への不信感を大きく取り上げて、さもリスクが大きいかのように見せて危ないニュースを作る。それがメディアである。

海外の巨大企業はターゲットになりやすい

同じ過労死で死亡した場合でも、東京大学を卒業した大企業のエリートと名もない労働者ではニュースの扱いは全く異なる。同じリスク、同じ死亡でも、その背景の事情によってニュース価値に差が生じるのだ。つまり、ニュース価値は、メディアが取り上げる相手（ターゲット）の特徴によっても差が生じる。

遺伝子組換え（GM）作物に対する報道は総じてどのメディアもネガティブな傾向が見られる。

その背景には、ＧＭ作物を開発したのが、国家権力をも動かす力を持つ海外の巨大グローバル企業だという点があげられるだろう。海外の巨大グローバル企業は中身が不透明なだけに、悪の象徴として攻撃のターゲットになりやすい。

これに対し、血圧の上昇を抑える高ギャバトマトのようなゲノム編集食品は、日本の研究者が世界に先駆けて開発した国産品だ。日本の研究者が情熱を傾けて開発した国産品であれば、国内にサポーターが多くいるせいもあり、悪の象徴（ターゲット）にはなりにくい。記者といえども、同じ日本人なら少しは応援したくなる気持ちもわいてくるだろう。こうしたＧＭ作物とゲノム編集食品の世間の受け止め方の差については、田部井豊氏が**リスク３**（53ページ）で述べている通りである。

ここでターゲットという言葉が出てきたが、食品のリスクに関して言えば、メディアは世の中には健康に悪いものとよいものがあり、悪いもの、たとえば農薬や食品添加物などを避ければ健康になれるという発想で報道している。叩くターゲットがあるととても記事にしやすいし、だれでも書ける。

しかし、**リスク１**（21ページ）で畝山智香子氏が解説しているように、「無添加や無農薬は善」という発想はリスクの専門家にはない。どんなリスクも、農薬にせよ添加物にせよ、毒性があるかどうかは「量」次第というのが専門家の基本的な思考法だ。この「毒性は量次第」という思考は攻撃対象がはっきりしないため、メディアにとっては非常に書きにくく、料理しにくい代物である。

悪いものを叩き、よいものを勧める。この発想からメディアはそろそろ卒業する必要があるだろう。

科学的正確さよりも売り上げ重視

リスク報道をゆがめる要因として、利益（売上）重視もある。

たとえば、幾度となく週刊誌に出てくる記事として「除草剤のグリホサートがパンやパスタから検出（濃度は微量の０・１ｐｐｍ程度）された。その農薬は発がん性の疑惑があり、自閉症の一因となる可能性がある」という例がある。

このニュースの内容が科学的な観点から見て、不安を過剰に煽る記事なのは、**リスク2**（37ページ）の原田孝則氏（残留農薬研究所理事長）や**リスク13**（２１５ページ）の山本茂貴氏（内閣府食品安全委員会委員長）のインタビューを読んでもらえば明らかである。日本人の平均的なグリホサートの摂取量が、生涯にわたって摂取し続けても健康影響がないとされる「許容一日摂取量」（ＡＤＩ＝一日摂取許容量ともいう）よりもはるかに低いことを考えると、心配は杞憂（リスク回避行動は不要）である。この思考（リスク評価）は農薬の毒性を専門とする学会の定説であり、国の各種農薬審議会で多数の科学者が首肯した見解でもある。

では、大半の科学者が「健康影響はない」と言っているのに、なぜ、週刊誌は幾度となくこの種のニュースを作って流すのだろうか。皆さんもおわかりのように、センセーショナルなニュースを作って売るほうが利益（もうけ）が大きいからだ。びっくりさせるような不安記事なら注目度は高く、売れ行きが期待できるのは間違いない。有名タレントのスキャンダルをたびたびニュースに仕立てるのは、もうけが出るからに他ならない。

現実のリスク無視でハチミツが大量廃棄

メディア特有のゆがみは他にもある。「農薬は悪だ」（農薬を使用する工業的農業を敵視）とする価値観への共感である。

２０２１年に大手ハチミツ会社のハチミツ製品から除草剤のグリホサートが基準値（当時の基準値は一律下限値の０・０１ｐｐｍ。その後０・０５ｐｐｍに改正）を超えて検出されたという週刊誌報道があった。これは健康への影響はゼロだと断言してもよいケースだ。検出された除草剤の量は、１日に１０００㎏のハチミツを食べて初めて許容一日摂取量（ＡＤＩ）に達するというほどの超微量だった。しかも欧州連合（ＥＵ）なら基準値が０・０５ｐｐｍだったため、そのままハチミツが流通していたほどの微量だった。

なのに、週刊誌はいかにも危ないかのように大きく報じていた。その結果、大量のハチミツ製品が次々に廃棄された。これはハチミツ会社のお家騒動という特殊な事情があったからニュースにもなったようなものだが、グリホサートという農薬に対する敵意、グリホサートを悪とみなす環境市民団体への共感がはっきりと見て取れる例でもあった。

現実のリスクがいかに低くても、週刊誌を買わせる手口はお見事という他ないが、ハチミツの大量廃棄をともなっただけに、私には一種の言葉の暴力にも見えた。

こういう例を目の当たりにすると、週刊誌のような記者たちは科学的な定説をあえて読者に伝えようとする意識がそもそも希薄なのだと思う。科学的な定説を載せたところで売り上げが伸びるわけでもなく、環境保護団体の共感も得られない。ただ、これは週刊誌という媒体自体に起因する宿命的なDNAかもしれない。

新聞はどうか。「農薬が自閉症の一因ではないか」「遺伝子組換え作物に不安を感じている消費者は多い」といった新聞記事は今も出てくる。消費者（たとえ少数でも）の不安に寄り添う姿勢は、記者たちが購読者（一般の人々）の共感を得たい、政府に批判的な記事を書きたいという意向（内心）を反映したものなのだろう。しかも、一般にそういう共感型のニュースはよい記事だとメディアの世界では評価される。

国家の科学と市民の科学

難しいのは、共感する市民の間にも、左派的な人もいれば、右派的な人もいて、市民自体が多様なことだ。メディア側が共感を重視したニュースを送っても、共感する人もいれば、全く共感しない人もいるだろう。皆、価値観、世界観、リスク観が違うからだ。このことはメディアに登場する学者にもあてはまり、政府に批判的な学者もいれば、政府の側に立つ学者もいる。

これは裏を返せば、「科学はひとつ」ではないということだ。もちろん、天文学や物理学のような学問はひとつの考え（定説）に徐々に集約されていくだろうが、残留農薬や遺伝子組換え作物などをめぐるリスクに関する判断は、価値観や世界観が伴うだけに、科学はひとつの見解に集約されにくい。全ての学者が同意する定説はなかなか生まれない。

リスク2（37ページ）の原田孝則氏の解説で見たように、グリホサートの発がん性をめぐる論争で国際がん研究機関（ＩＡＲＣ）と先進国の公的評価機関の見解が食い違うのはなぜだろうか。それは、同じ動物実験や疫学調査のデータを見ていながら、そこから結論を導き出す思考過程が違うからだ。その思考過程には農薬や農薬を使う工業的な農業に対する文明観、世界観が反映されるため、異なった結論が出てきても不思議ではない。

つまり、現実の世界では、科学にも国家の科学と反体制の科学（市民派の科学）が存在する。これは長年にわたる記者取材で得た間違いのない事実だ。農薬や遺伝子組換え作物などの規制をめぐる科学論争は、たいていの場合、国家（行政機関）の科学と国家の方針に反対する科学の論争である。政府と環境市民団体が争っている場合も、結局は、国家の側に立つ科学者と反体制的な立場に身を置く科学者の論争である。

たとえば、環境市民団体が「農薬が自閉症の一因だ」と主張するとき、その裏にはそう主張する少数の科学者の存在が必ずある。市民団体と国が争っているように見えても、実は多数派の科学者と少数派の科学者が争っているのである。俗な言葉で言えば、与党の科学と野党の科学と言えばわかりやすいかもしれない。

デマを否定するコスト負担は巨額

こういうメディアと科学者の生態を知ると、ひと口にニュースといっても、媒体ごとに癖があり、党派性もあり、何が正しく、どこが間違っているかをチェックするのは相当な労力と知的作業が必要だとわかる。根拠のないデマや偽情報をＳＮＳで流すのはだれでも簡単にできるのに対し、そのデマや偽情報をチェックする作業は多大な労力がいるわけだ。

鋭い論評で知られる御田寺圭氏は『矛盾社会序説　その「自由」が世界を縛る』（イースト・プレス）で「デマやフェイクニュースはその送受信にかかるコスト負担が極めて軽い。それにもかかわらず、そのデマを否定するためのコストは比較にならないほど高い。この非対称性がデマを駆逐できない最大の要因」と書いている。全くその通りである。

基本はリスクとハザードの違いを知ること

だとすれば、一人ひとりがリスクを読み解く術を心得ておく必要がある。本書の価値はここにある。リスク情報の確かさを見極める第一歩は、山本茂貴氏が**リスク13**（２１５ページ）で解説したように、以下の方程式を習得することだ。

リスク＝ハザード（危害要因）×危害が起きる頻度（有害なものにさらされる頻度や可能性）

この式で重要なのは、危害要因のハザードと実際のリスクを混同しないことだ。

パンやハチミツから発がん性の疑いのある農薬が検出されたというニュースは、単にハザードに関する報道であり、それによって人が実際にどれくらいの健康影響を受けるかというリスクの報道ではない。有害な要因が存在するからといって、現実にリスクが生じるわけではない。これさえ知っておけば、週刊誌のセンセーショナルな報道に惑わされずに済む。

この簡単な公式を覚えておけば、ハチミツからごく微量の農薬が検出されたというニュースに接したときでも、「それってハザードだよね。実際に私たちが体内に摂取する農薬の量（ばく露量）は、許容一日摂取量（ＡＤＩ）よりはるかに少ないのだから、何の問題もないね」と即座に判断できるようになる。

そのうえで内閣府食品安全委員会のサイトを見て、実際のリスクがどう解説されているかを確認すれば、科学リテラシーとして上出来だ。

農薬のリスク報道ガイドライン

ただそうはいっても、残留農薬などに関する記事の中に判断材料となる肝心なことが書かれていなければ、リスクの大小を判断することは難しい。そこで必要なのが、リスクを知るための判断材料が記事に盛り込まれるよう記事の質をよくするためのガイドラインである。これは記者が記事を書くときに手引きとなる参考書的なものだ。ガイドラインに記された項目を書けば、よい記事ができ上がるというわけである。

たとえば、食品から農薬が検出された場合の記事では、以下の５つの内容を記事に入れてください、というのが「残留農薬・報道ガイドライン」である。

① 検出された農薬の数値（濃度）を必ず明記する。
② 検出された農薬の残留基準値は他の食品（作物）の基準値と比べて、高いか低いかを記す。
③ 仮に基準値を超えた場合、基準値は健康影響の度合いを表す指標値ではないことを示す。

④　農薬が検出された食品をどれだけ食べた場合に許容一日摂取量（ＡＤＩ）に達するかを数字で示す（当該農薬の摂取量がＡＤＩの何％にあたるかを示す）。

⑤　消費者にリスク回避策（自衛策）が必要かどうかを示す（健康へのリスクがどれくらいかをわかりやすい言葉で示す）。

この５つが記事に書いてあれば、検出された農薬がどれくらい危ないかの見当がおおよそつく。しかし、現実の記事を見ていると検出された農薬の数値さえ出てこない例がある。「農薬が検出されました」だけでは判断材料はゼロに等しい。逆に、これらの項目が書かれていれば、判断材料の多いよい記事だと言える。

ただ、残念ながら、記者が何らかのリスクに関する記事を書く場合、現在はどの新聞社にも週刊誌にも、最低限の必要項目を記した手引書は置かれていない。

こうしたガイドラインを放射線、遺伝子組換え作物、ゲノム編集食品、ワクチン、抗がん剤、食品添加物、食中毒などテーマごとに分けて作成すれば、記者にも読者にもプラスになると思う。読み応えのあるニュースがどんどん出てくるだろう。

科学者が主体となったファクトチェック団体がガイドラインを作って各報道機関に配れば、記者のハンドブックとして大いに活用されるだろう。これが私の考える報道ガイドラインである。

残念ながら、新聞社やテレビ局には記者たちに科学的な基本知識を教える教育研修制度はない。報道ガイドラインは間違いなく記事の質を引き上げる。ぜひ有志の科学者にガイドラインの作成を期待したい。

特別対談

紅麹の問題はなぜ起きたのか？

小島正美／山﨑　毅

食のリスクとは何か。この難題をわかりやすく伝えるために本書を企画し、13人の専門家から話をうかがいました。山﨑が8人、小島が5人の専門家を取材し、執筆しましたが、そのような中で、小林製薬の「紅麹」の成分を含むサプリメントを摂取した人に健康被害が生じる問題が起きました。そこで、この問題はなぜ起きたのかを踏まえて対談をもちました。

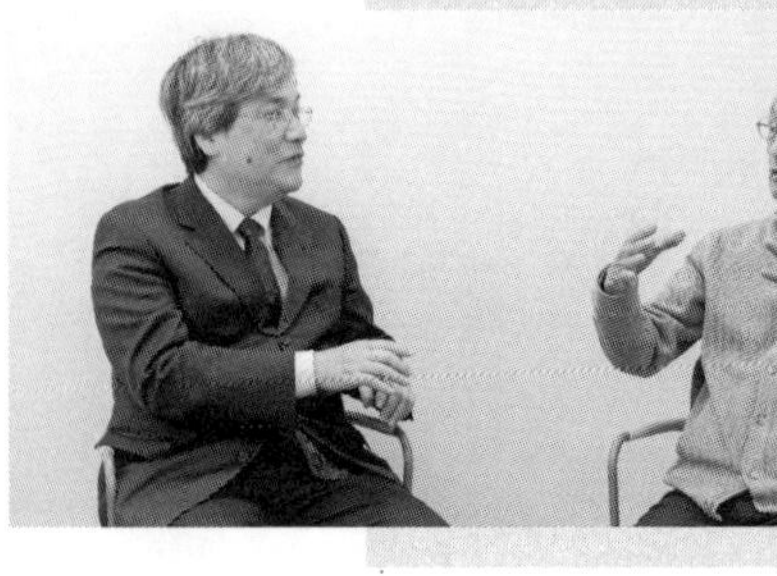

専門家の「リスク観」とは

山﨑　小島さんが今回、食品安全の専門家のかたがたに取材されて、面白かったこと、共感されたことなど、印象に残ったことはありますか？

小島 はい。改めてこの13人の専門家の解説を読んでみたのですが、さすがにその道の専門家だけあって、思考の枠組みがしっかりとしており、誤情報・偽情報に左右されない人たちだと気づきました。専門家というのはある種の価値観にも似た「リスク観」を持っているのに対し、一般の人が持っているのは体感的なリスクとも言える「リスク感」です。たとえば、農薬毒性に詳しい専門家は、食品から微量の農薬が検出されても、その量が動物実験から導き出された許容一日摂取量以内なら即座に「大丈夫です」と答えられる思考を持っています。そういう確固とした「リスク観」を持っているため、不安を煽る情報が入ってきてもすぐにブロックできます。ですから、この13人の解説にきちんと向き合うことができれば、だれもがそういう専門家的な「リスク観」が得られるのではないかと思います。

山﨑 結局、科学情報に基づいた「リスク観」を持っておられるのが、専門家の専門家たる所以ということですね。ただ、専門家が学会発表のようなプレゼンをすると、難しすぎて一般市民にはなかなか理解できないので、それを噛み砕いて記事にする記者の役割は大きいと思います。小島さんは毎日新聞でまさにそのような、市民が知りたいことをわかりやすく届ける活動をしてこられました。一方で、私はアカデミックな世界と市民の間にいて、専門家の「リスク観」がどうしたら広まるのか、橋渡しするようなリスクコミュニケーションの社会実装活動（リスコミ・セミナーやリスクコミュニケータ養成講座など）に注力してきました。

私たち2人のこれまでの活動を合わせれば、食の安全についての専門家の「リスク観」を一般のかたに感じていただくことができ、的外れな「リスク感」による被害を防ぐこともできるのではないかと考えて小島さんをお誘いし、書籍化の企画をしました。

小島 それは光栄です。ただ、私の記者としての過去を振り返ると反省点も多々あります。実は私も約20年前までは一般市民と同じような「リスク感」を持っていたんです。言い換えると、世の中にはよいものと悪いものがあって、その悪いもの＝危ないものを排除すれば、安全な社会になるはずというスタンスで記事を書いていたんです。

山﨑 一般の消費者も過去の小島さんと同じような「リスク感」を持っていますね。健康食品を含めた一般食品と食品添加物を比べて、どちらが危ないかと問えば、消費者はおそらく添加物だと答えるのに対し、畝山智香子氏（**リスク1**、21ページ）のような専門家は一般食品だと考えるわけです。記者と消費者は似ていますね。

「健康食品」のリスク

小島 確かにそうです。そういう消費者と専門家のギャップをかいま見るような食品事故が2024年3月下旬に報道されましたね。小林製薬（大阪市）の紅麹を配合した「紅麹サプリメント」（「紅麹コレステヘルプ」など3製品）を摂取した人たちに腎臓障害など多数の健康被害が発生した事故のことです。本書でたびたび述べてきたように一般の消費者は食品添加物や残留農薬を危ないと思っているようですが、この問題を見ていると、実は、悪いイメージのない一般食品や健康食品のほうがむしろ要注意だという畝山智香子氏のご指摘がズバリ当たっているように思います。

問題となった紅麹サプリメントは、事業者が消費者庁に届け出ることで「悪玉コレステロールを下げる」という機能性を表示できる機能性表示食品でした。国が審査して許可する「特定保健用食品」（トクホ）と違い、機能性表示食品は国の審査・許可を経ていません。そのこともあり、テレビや新聞では機能性表示食品制度が今回の問題を生んだかのような報道もありましたが、そもそも日本には健康食品やサプリメントを規定する法律がなく、トクホも含めて健康食品全般に安全性の網を張る法律がなかったのが問題の核心だと考えています。山﨑さんはどのようにお考えですか。

山﨑　はい。山﨑が序章（11ジペー）で述べた通り、これまで健康被害がなかったからといってリスクが小さいとは限らないわけです。機能性表示食品も制度が始まった2015年から9年間、大きな健康被害報告はなかったのですが、リスク評価・リスク管理が甘いと、天然物を濃縮して製造するいわゆる「健康食品」では、リスクが許容範囲を超えて事故が起こるのではないかと心配しておりました。おっしゃる通り、健康食品（特にサプリメント形状のもの）にも医薬品に準じる安全性強化を規制する法律があれば、リスクが相対的に下がり健康被害が防げたかもしれません。

小島　安全性を確保するために医薬品では厳しいGMP［Good Manufacturing Practiceの略。「適正製造規範」（製造管理・品質管理基準）と訳されている］の順守が製造工場に対して法律で義務付けられています。これは原材料の入荷から製造加工の各工程、出荷までの間で不純物の混入がないかなどをチェックして品質の安全性を確保するものです。日本では「日本健康・栄養食品協会」と「日本健康食品規格協会」の２つの認証機関が、健康食品の製造施設に対するＧＭＰの第三者認証を行っており、合格した施設で製造された健康食品にはＧＭＰマークを付与しています。しかし、厚生労働省の指導を受けて認証機関の指定・監督をしていた（一社）日本健康食品認証制度協議会は、２団体との意見の相違から、２０２３年の3月と6月に2団体への認証指定を終了しており、現在はＧＭＰの第三者認証自体の信頼性が危うくなっています。そんな最中に小林製薬の紅麹サプリの問題が起こったわけです。

ＧＭＰについては、２０１５年に厚生労働省はガイドラインを作り、健康食品メーカーにＧＭＰの取得を呼びかけてきましたが、法律で義務付けることはありませんでした。アメリカではサプリメントの製造メーカーに、法律でＧＭＰ準拠を義務付け、国のお役人が工場へ行き査察までします。海外の先進国と比べると日本のＧＭＰは相当に遅れていたと思います。

今回の事故で青カビが作る「プベルル酸」などが検出されましたが、それが健康被害の原因かどうかはまだわかっていません（２０２４年5月現在）。製品の同一性を製造工程の各地点でチェックする医薬品並みのＧＭＰが実施されていたなら、青カビの混入は発見できたはずです。ＧＭＰならば事故がゼロになるわけではありませんが、医薬品並みのＧＭＰ準拠が健康食品の製造に適用されていれば、この種の事故が起こりにくいことは確かです。山﨑さんは問題の原因をどうお考えですか。

山﨑　おっしゃる通り、製造施設におけるＧＭＰ認証（一般衛生管理の改善等）があれば、青カビの問題が防げた可能性は高いと思います。ただ、現時点で健康被害の原因物質が特定できていないことを考えると、製造工程で何を制御すべきかの指標がなく、おそらく品質保証のプロのかたがたにとってもお手上げではないでしょうか。やはりリスクを許容範囲内（＝安全）にコントロールするためには、リスク管理の前に、まずリスクアセスメントが必須というのが、**リスク13**（２１５ジペー）において山本茂貴氏が解説された通りだと思います。食品添加物や残留農薬はリスク評価・リスク管理が綿密にされていますが、「健康食品」はそこが脆弱なものが多いですね。

サプリメントへの期待と「リスク観」

小島　もうひとつ知っておきたいことはサプリメントへの過剰な期待は禁物だということです。そもそもサプリメントは健康な人が利用するものです。悪玉コレステロール値の高い人がその数値を下げるために長期間にわたって自己判断でサプリメントを摂取するのは、その目的とは逆に健康へのリスクがあるという自覚が必要だと思います。

さらに忘れていけないのは、紅麹サプリメントの場合、食品安全委員会が２０１４年の時点で「紅麹を由来とするサプリメントに注意（欧州で注意喚起）」とするリリースを出して警告していたことです。それによると、紅麹はコレステロール値を下げる成分を含むため、スイスでは紅麹を有効成分とする製剤は売買禁止

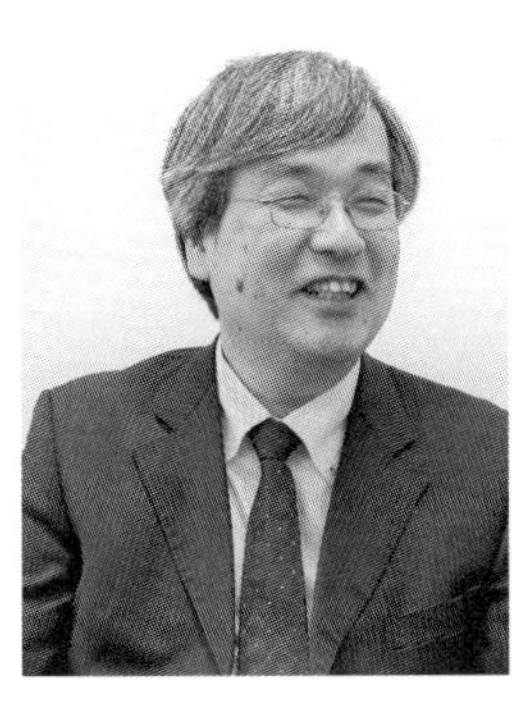

となっています。フランスでは肝障害や筋障害などの副作用が報告されているため、医師の指導のもとで使用するよう呼びかけ、病気で治療中の患者や妊婦、授乳期の女性、子ども、70歳以上の高齢者など感受性の高い人たちは服用しないよう注意喚起していました。ＥＵ（欧州連合）でも紅麹の一部の菌はシトリニンというカビ毒を作るため、カビ毒の基準値まで決めていました。過去にそういう警告があったにもかかわらず、日本ではＧＭＰも法的に整備されず、メディアが消費者への注意喚起を怠ったことも反省点です。サプリメントへの向きあい方について、山﨑さんのご意見はどうですか。

山﨑　**リスク12**（１９９ページ）において宗林さおり氏に、いわゆる「健康食品」のリスクについてもご教示いただきましたが、「健康」と名がつくために消費者に安心感を与えるわりに、一般食品とは異なり医薬品に近い性質があるのが「健康食品」ですので、特にサプリメント形状のものも含めて、ある程度安全性を担保する法規制が必要と思います。

小島　２０２４年5月現在、機能性表示食品制度の在り方が専門家会議で検討され、サプリメント形状の機能性表示食品の製造施設にＧＭＰの義務化が提言されました。いずれにせよこの紅麹問題は、消費者が食品添加物や残留農薬ばかりに目を向けていると、思わぬ落とし穴が待っているという警告だと受け止めたいですね。

おそらく一般の消費者はまさかサプリメントを飲んでいて健康被害に遭うことはないと思っていたのではないでしょうか。サプリメントは健康食品のひとつですが、日本では一般の食品と同じ扱いです。アメリカなどでは特定の成分を濃縮したサプリメントは新規の食品として法律で規制されています。そういう事情を知っている食の専門家は「健康食品（サプリメント）は健康にとって気をつけるべきものだ」というリスク認識があります。

山﨑　食や健康に関する科学的な「リスク観」をしっかりと持っているからですね。

小島　冒頭でも触れましたが、本書に登場する13人の専門家は、いずれもその道の第一人者ですので、おかしなニュースに動揺することはありません。それは、科学的な「リスク観」をしっかりと持っているからで、本書を読めば、そうした専門家の「リスク観」を体得できるはずです。食の安全に関する確かな情報は日々アップデートされ、数十年前と比べると、少しの努力があれば、確かな情報にアクセスする手段は増えました。確かな情報を得ることは、自分自身の健康を維持するのに役立つだけではありません。食との関わり方が豊かになり、食を囲む家族内のコミュニケーションも深まります。

本書はそういう食の世界を豊かにするための手引書でもあり、また、食のリスクや栄養学を学ぶ大学生のテキストにもなる内容です。本書を通じて、食の世界が深まれば望外の喜びです。

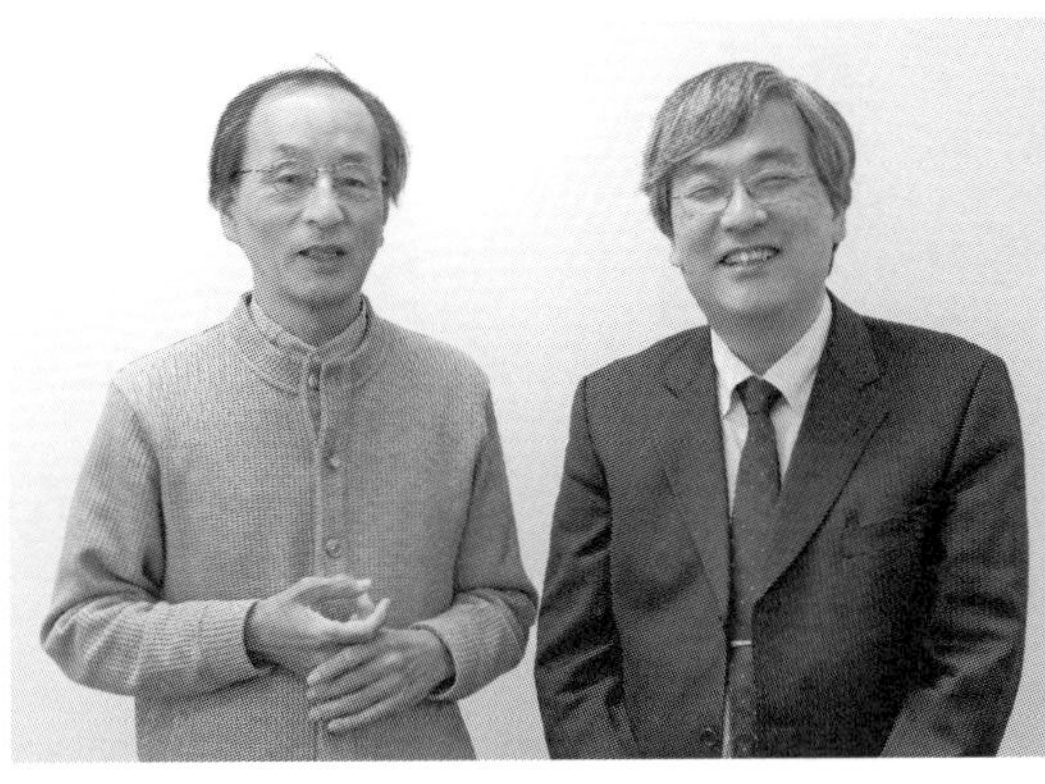

あとがき

本書に登場した食品安全の専門家13人との質疑応答を通じて、食のリスクの大小を正しく見極めることができたでしょうか。科学的根拠に基づいた「食のリスクの真実」と「本当の食品安全」を知ることで、我々が普段食べている食品にどのような健康リスクが存在し、健康被害につながる大きなリスクはどこにあるのか理解できれば、それが「専門家のリスク観」です。

２０１５年に食品安全委員会が公表した「食品に係るリスク認識アンケート調査の結果について」によると、一般消費者に「健康影響で何に気をつけているか」と聞いたところ、「残留農薬」や「食品添加物」が上位（2位と3位）に顔を出しました。ところが、同じ質問に対し、専門家は「タバコ」「偏食・過食」「飲酒」「健康食品・サプリメント」を上位にあげ、農薬や食品添加物は全く回答に出てきませんでした。この専門家と一般消費者の認識のギャップを埋めるのが本書の大きなねらいです。本書に登場する13のテーマは、私たちの身の回りの食のリスクのかなりの部分をカバーしています。食のリスクで疑問や不安を感じたら、本書を何度か読み直して専門家の「リスク観」を実感していただけたら幸いです。

お忙しい中インタビューに応じていただいた13人の専門家に心から感謝の意を表します。そして本書の企画・取材に多大なるご支援をいただいたＳＦＳＳ会員の皆様に感謝申し上げます。また、写真撮影やイラスト作成ではmiruhanaさんに、本書の編集・出版では林優子さんをはじめ女子栄養大学出版部の皆様にたいへんお世話になりました。心より感謝いたします。

２０２４年5月　小島 正美、山﨑 毅

著者の山﨑毅氏が理事長を務めるSFSSのご紹介

特定非営利活動法人食の安全と安心を科学する会（SFSS：Science of Food Safety and Security）は、2011年2月に東京大学名誉教授の局博一先生を発起人として創立されたNPO法人（東京都管轄）で、本部事務局を東京大学農学部フードサイエンス棟405-1号室に構えている。

（https://nposfss.com/）

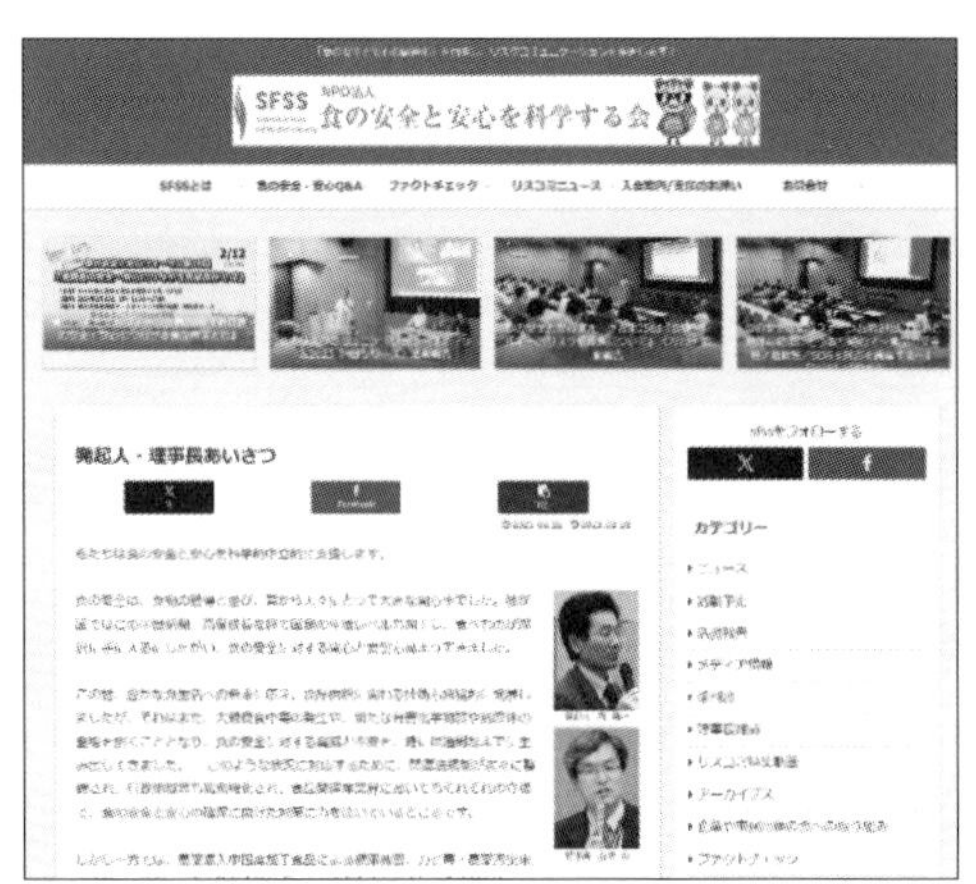

SFSSの事業活動

- 食の安全・安心に関わるリスコミ（リスクコミュニケーション）手法の調査研究
- 季刊誌、ホームページ、SNSを通じた食の安全・安心に関わるリスコミ情報の発信
- 食のリスコミに関わるフォーラムの開催（年6回）
- 食のリスクコミュニケータ養成講座の開講
- 食のリスクに関する疑義言説のファクトチェック

SFSS正会員はフォーラム参加費が無料になります
（入会金1,000円、年会費5,000円）

入会のご案内 ➡

（https://nposfss.com/regular-member）

小島 正美（こじま まさみ）

1951年愛知県犬山市生まれ。愛知県立大学卒業後、㈱毎日新聞社入社。松本支局などを経て東京本社生活報道部に所属、食や健康・医療・環境問題を担当。2018年退職。食生活ジャーナリストの会（JFJ）前代表。現在、食品安全情報ネットワーク共同代表。主な著書は『フェイクを見抜く』（共著、ウェッジ）など多数。

山﨑 毅（やまさき たけし）

1960年広島市生まれ。83年東京大学農学部卒業、85年同大学院修了。同年湧永製薬㈱入社、6年間米国にてサプリメントR&Dに従事。99年獣医学博士号取得（東京大学）。2011年NPO法人食の安全と安心を科学する会（SFSS）を創立、理事長に就任。食生活ジャーナリストの会（JFJ）事務局長。

編集協力	特定非営利活動法人食の安全と安心を科学する会 （SFSS：Science of Food Safety and Security）
写真・イラスト	miruhana
カバー・目次・扉デザイン	山之口正和＋齋藤友貴（OKIKATA）
本文デザイン・DTP	株式会社明昌堂
校正	くすのき舎

最強の専門家13人が解き明かす真実

食の安全の落とし穴

2024年6月20日　初版第1刷発行

著者	小島正美　山﨑 毅
発行者	香川明夫
発行所	女子栄養大学出版部 〒170-8481 東京都豊島区駒込3-24-3 電話　03-3918-5411（販売）　03-3918-5301（編集） URL https://eiyo21.com/
印刷・製本	中央精版印刷株式会社

ISBN 978-4-7895-5365-0